河南省“十四五”普通高等教育规划教材
供临床、预防、口腔、检验、影像、麻醉、法医等专业使用

医用化学实验

第2版

主编◎耿明江

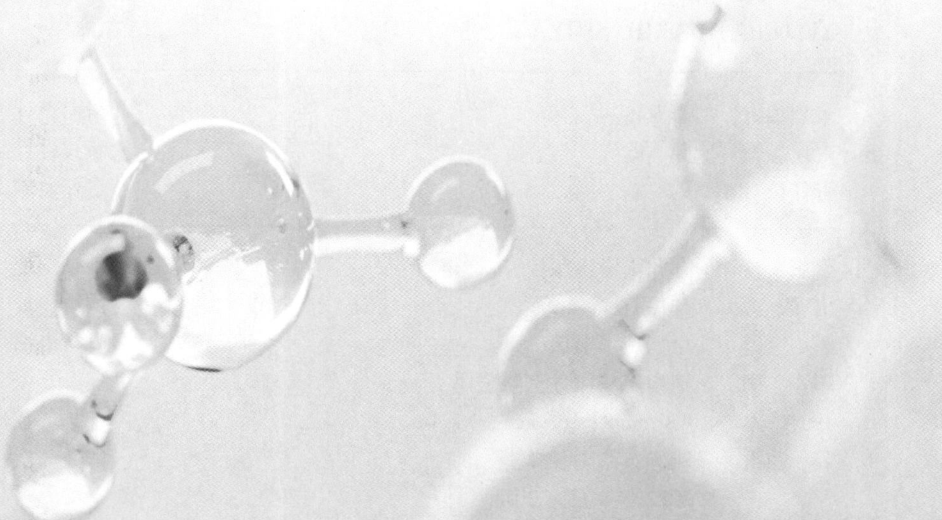

郑州大学出版社

图书在版编目(CIP)数据

医用化学实验 / 耿明江主编. —2 版. — 郑州 : 郑州大学出版社, 2022. 8
(2023. 7 重印)
ISBN 978-7-5645-8610-2

Ⅰ. ①医… Ⅱ. ①耿… Ⅲ. ①医用化学 - 化学实验 - 高等学校 - 教材
Ⅳ. ①R313-33

中国版本图书馆 CIP 数据核字(2022)第 055566 号

医用化学实验
YIYONG HUAXUE SHIYAN

策划编辑	李龙传	封面设计	曾耀东
责任编辑	薛　晗	版式设计	曾耀东
责任校对	刘　莉	责任监制	李瑞卿

出版发行	郑州大学出版社	地　　址	郑州市大学路 40 号(450052)
出 版 人	孙保营	网　　址	http://www.zzup.cn
经　　销	全国新华书店	发行电话	0371-66966070
印　　刷	河南龙华印务有限公司	印　　张	9.75
开　　本	850 mm×1 168 mm　1 / 16	字　　数	291 千字
版　　次	2020 年 2 月第 1 版 2022 年 8 月第 2 版	印　　次	2023 年 7 月第 4 次印刷

书　　号	ISBN 978-7-5645-8610-2	定　　价	28.00 元

编者名单

主　编　耿明江

副主编　袁建梅　尚学芳　王翠红

编　者　（以姓氏笔画为序）

王翠红　杨志军　吴宏伟　范秉琳

尚学芳　袁建梅　耿明江　倪天军

前　言

本书为河南省普通高等教育“十四五”规划教材，是董丽、刘振岭主编《医用化学》（第3版）的配套教材。可供临床、基础、口腔、儿科、预防、检验等医学类相关专业学生使用。

实验教学是医用化学课程的重要组成部分，是学生巩固和深化医用化学理论知识的重要途径。为了更好地适应高等医学教育的新形势，使医用化学实验教学更好地发挥其培养学生实验技能、科研方法和科学思维，提升创新能力和综合素质的重要作用，编者对第1版《医用化学实验》进行了较大幅度的修改和增补，力求凸显以下特点：

1. 反映研究型和混合式学习需要　每个实验单元从实验导学、实验目的、实验原理、实验步骤、数据记录与结果处理、注意事项到思考题，全方面、多层次强化学生的自主学习能力和综合实验技能的培养。

2. 彰显课程思政目标　实验中恰当融入思政元素，并且每个实验单元都明确了相应的情感教学目标。

3. 适应网络教学新生态　为方便学生进行线上学习、混合式学习等讨论或完成作业，专设一节介绍国产绿色化学结构式编辑软件 KingDraw 的使用。

4. 优化实验内容　密切联系理论教材，做到至少有一个相关的实验单元与理论教材的章节相匹配。同时增加开放性、设计性实验内容，更加注重培养学生的综合素质。

5. 强化实验室安全教育　同步建设了实验安全风险教育数字资源，并通过二维码链接方式将纸质教材与数字化资源结合在一起，使内容呈现更加立体化。

本教材是编者多年实验教学的经验总结，是医用化学教学改革和一流课程建设的重要成果。编写过程中，参阅、借鉴国内其他相关教材和著作之处甚多，新乡医学院医用化学系和分析测试实验室的老师们对本教材的修订提出了许多中肯的意见和建议，郑州大学出版社为本书出版给予了大力支持和指导，在此一并表示感谢。本书使用了上一版教材的许多文本和图表，也向未参与本次修订工作的老师表示感谢。

尽管编者力求完美，但由于水平有限，书中不足之处在所难免，恳请同行专家和广大读者批评指正。

编　者

2022年5月

目　录

第一部分　医用化学实验基本知识

第二部分 医用化学实验单元

第一部分

医用化学实验基本知识

第一章　做好医用化学实验

学习目标

本章系统地介绍了医用化学实验的学习目的、学习方法、成绩评定、实验结果的表示、实验记录方法及实验报告的书写等，旨在使学生理解学习医用化学实验的目的和重要意义，教育学生以正确的方法进行化学实验操作、科学记录实验数据和现象、规范书写实验报告。这部分内容对整个化学实验操作训练具有普遍意义。

一、医用化学实验的学习目的

医用化学是临床医学各专业必修的一门基础课程，医用化学实验是医用化学教学的重要组成部分，它集知识传授、能力培养和素质教育于一体。通过医用化学实验，可以使学生获得感性认识，巩固和加深对医用化学基本理论的理解与掌握，它不仅使理论知识直观化、形象化，而且能反映理论知识所适用的条件和范围，全面反映化学现象的复杂性；它训练学生正确、熟练地掌握与医学相关的化学基本操作，学会正确使用各种基本的化学仪器；通过实验，特别是一些综合性实验，使学生熟悉从资料查找、方案设计、动手操作、现象观察、数据测量、结果处理、结论推断等一系列科学实验的基本要素，提高学生观察、分析和解决问题的能力；同时，医用化学实验课又是一个学生综合素质培养的良好场所，在训练操作的同时，培养学生实事求是、团结协作、创新意识的科学品德和精神，以及准确、整洁、节约、有条不紊等良好的实验习惯。

在实际教学中，有相当一部分学生尤其是大一新生，对实验课的重要性认识不足，从而轻视实验课，这是非常错误的行为。医用化学实验绝不仅仅是为了验证化学理论和培养基本的化学实验操作技能，通过化学实验所养成的良好的实验习惯、动手能力、创新意识，以及正确记录实验现象和数据、正确书写实验报告、科学归纳实验结论等能力，都是进行后续医学各专业课程实验和今后从事科研工作所不可或缺的素养。因此，实验课的重要性怎样强调都不为过！

二、医用化学实验的学习方法

要达到上述实验目的，需要充分认识化学实验的重要性，树立正确的学习态度。除此之外，还需注意做到以下几方面。

（一）重视实验前预习

实验前预习是做好医用化学实验的重要前提和环节。不少学生不进行实验前预习，在实验操作时难免机械地按照书本上的步骤照方抓药，这样就难以保证实验的连续性。对实验的关键环节理解不深，也不利于创新能力的培养，实验的教学目的就难以达到。因此，必须重视实验前预习这一环节。

为了便于学生预习，本教材在每一个实验单元前都编写有“实验导学”，旨在引导学生进行实验前预习。“实验导学”指出了本实验要预习的基本操作及所涉及的理论教材的相关知识，并针对实验内容所涉及的原理、使用仪器、实验的关键步骤等方面设计了若干个思考题，学生可在预习后回答。学生在“实验导学”的引导下，应按照下列要求完成实验前预习。

1. 明确实验目的，熟悉实验原理，清楚实验步骤及各步骤操作的目的和要求。按照实验导学的指示，仔细阅读教材，必要时查阅手册或其他参考书。

2. 了解实验中的注意事项，对整个实验做到心中有数。根据实验项目和步骤，预习时要认真思考哪些步骤应先做，哪些后做，哪些可安排在其他实验间隙中做，统筹规划以便合理安排实验程序，使整个操作紧凑而有条不紊。

3. 能根据实验原理和操作步骤，列出完成本实验所需要配制的试剂和要使用的仪器。

此外，应养成书写预习报告的习惯，通过自己的思考，用自己的语言，简明扼要地把预习内容记录下来，尤其是要认真记录实验的关键环节和注意事项。预习时可以设计好表格，以便实验时及时、准确地进行记录。

（二）讨论

实验操作前，教师要对实验原理、实验步骤和操作注意事项等进行讲解，对实验所涉及的特殊操作和仪器的使用进行说明或操作示范；实验后，教师还要组织课堂讨论，对整个实验情况进行总结。学生要注意倾听教师的讲解，积极参与课堂讨论，对自己预习中和实验后仍有疑惑的问题及时与老师同学沟通交流。

（三）做好实验

实验时要认真操作，仔细观察。不要为了贪图“方便”“省事”而不按规范进行操作，或者匆匆忙忙赶进度；对一些基本操作要反复练习，直至达到准确、熟练的程度；要仔细观察实验现象，并将实验测量数据和实验现象及时、准确、真实地记录在实验报告本上；注意培养严谨的科学态度，不允许弄虚作假、随意修改实验数据等。

实验中要善于思考所观察到的现象，尤其是那些与预期结果不同的现象和结果，学会用已有的理论解释实验中的问题，如尚有疑惑，可与指导教师讨论，或写入实验报告中。要正确对待实验结果，科学实验本身就有成功和失败两种可能，对实验出现的“反常”现象和不理想的结果要认真查找原因，总结经验和教训，有时一次“不成功”的实验可能要比一帆风顺的实验有更深的印象和更大的收获。

（四）写好实验报告

实验报告的书写是实验的总结，是感性认识上升到理性认识的过程，是每个实验的重要组成部分。它旨在培养学生科学记录实验过程、正确处理实验数据、总结归纳实验结果和结论的能力，为今后撰写科研论文和研究报告打下良好的基础。因此，要正确对待实验报告的书写。实验报告要字迹整洁、简明扼要、格式合理科学。

三、医用化学实验的成绩评定

实验成绩由平时实验成绩和期末实验操作考试成绩两部分组成，是医用化学课程总成绩的组成部分。

平时成绩根据学生实验过程中各个环节的表现综合评定，包括实验态度、考勤、实验纪律、实验操作、实验报告、值日情况等。因此，每位同学都应该在每一个实验的各个环节严格要求自己。

操作考试主要考察经过系统训练之后，学生的实际操作能力、动手能力、实验习惯等各方面的培养成效，安排在全部实验教学之后进行。操作考试通常采用随机抽签的方式进行，从事先拟定的若干个操作项目中抽签决定自己的考试内容，按照考试内容的要求，在规定的时间内完成所考核内容的操作，教师根据操作的情况综合评定。考核内容主要是整个医用化学实验教学中所训练的一些基本实验操作，所以，要求学生在平时的实验中注意基本操作的训练，切实达到熟练、准确的程度。

四、医用化学实验结果的表示

（一）实验误差

在定量实验中，测定值与真实值之间的差值称为误差。实验误差是普遍存在的，因此重复进行精确的测定，并不能保证每次都能得到完全相同的结果。测定值大于真实值时为正误差，反之为负误差。实验误差产生的原因很多，一般可归于以下几种。

1. 系统误差　系统误差是由某种固定原因造成的，有方法误差、仪器误差、试剂误差、操作误差等。系统误差使得测量值系统地偏高或偏低，因此可以通过空白实验、对照实验、校准仪器、制定标准操作规程等来校正系统误差。校准仪器是准确测量的必需步骤。

2. 偶然误差　偶然误差是由于某些难以预料的偶然因素引起的，其大小和正负都不固定。如测定时环境温度、湿度和气压的微小波动，仪器性能的微小变化，以及测试人员操作的微小差异等，都可产生偶然误差。偶然误差虽然不可避免，但其大小取决于实验的技能和仪器的精密度，因此可以通过多次平行实验取测定平均值的方法加以消除。

3. 过失误差　过失误差是由于粗心大意引起的，例如，错误读数、错误记录或不正确操作等。过失误差必须坚决避免。若发现过失误差时，应将该次结果弃去。

（二）准确度和精密度

实验误差可以用准确度和精密度表示。

1. 准确度　准确度是指测定值与真实值之间偏离的程度，其大小用误差来度量。误差越小，表示测定结果与真实值越接近，其准确度就越高。误差可用绝对误差和相对误差来表示。

$$\text{绝对误差}=\text{测定值}-\text{真实值}$$

$$\text{相对误差}=\frac{\text{绝对误差}}{\text{真实值}}\times 100\%$$

2. 精密度　在实际工作中，被测物质的真实值是未知的，其大小往往以多次平行测定结果的平均值来代替。精密度就是一组测量结果彼此之间的接近程度。精密度的高低用偏差来表示，偏差越小，测定结果的精密度就越高。偏差有绝对偏差、相对偏差、平均偏差、相对平均偏差等几种形式。

为了衡量分析结果的精密度，一般对单次测定的一组结果 $x_1, x_2, \cdots, x_n$，计算出算术平均值 $\bar{x}$ 后，再用单次测量结果的绝对偏差、相对偏差、平均偏差、相对平均偏差等表示。

算术平均值：$\bar{x}=\dfrac{x_1+x_2+\cdots+x_n}{n}=\dfrac{\sum x_i}{n}$

绝对偏差：$d=x_i-\bar{x}$

相对偏差：$d_r=\dfrac{x_i-\bar{x}}{\bar{x}}\times 100\%$

平均偏差：$\bar{d}=\frac{|x_1-\bar{x}|+|x_2-\bar{x}|+\cdots+|x_n-\bar{x}|}{n}=\frac{\sum|x_i-\bar{x}|}{n}$

相对平均偏差：$RMD=\frac{\bar{d}}{\bar{x}}\times100\%$

在讨论实验误差时，也常用到标准偏差 s、相对标准偏差 RSD 等概念，相关内容及其他有关实验数据统计处理的概念和应用，请参考其他有关书籍和专著。

（三）有效数字

有效数字就是在具体实验中能测量的数字。所以，一个具体的实验测量数字与所使用的测量仪器的精度直接相关，不同的测定方法及测定仪器所测得结果的准确度也是有差别的。例如，使用台秤称量某物质的质量为 3.43 g，因为台秤能准确称量到 0.1 g，所以，在这个测量数据中，3.4 g 是在台秤上可以准确读得的，而最后一位“3”是估计出来的。同样这份样品放在分析天平上称量，测得为 3.411 8 g，分析天平能准确称量到 0.001 g，所以前 4 位是准确读得的，最后一位是估计的。因此，分析天平比台秤测得的结果要准确。3.43 和 3.411 8 是用不同测量工具测定的两个数值，都为有效数字，其中只有最后一位数字是估计的，称其为可疑数据，其他各数据都是确定的，3.43 的有效数字为 3 位，3.411 8 的有效数字为 5 位。

在一个数中，“0”可以是有效数字，也可以是仅起定位作用。不是测量所得的自然数视为无限多位有效数字。现举例如下。

0.038 5	3 位有效数字，“0”决定小数点位置。
0.038 50	4 位有效数字，最后一位“0”为有效数字。
2.1×10^5	2 位有效数字。
2.10×10^5	3 位有效数字。
2 500	不确定，其有效数字的位数要由实际情况而定。
$\lg x=10.00$	$x=1.0\times10^{10}$，2 位有效数字。
pH＝4.50	2 位有效数字。

在实验过程中，要依据实验仪器的准确程度来正确地记录实验数据。

（四）有效数字的运算规则

有效数字的位数确定后，应将有关数据后面多余的数字（即尾数）弃去，这一过程称为修约。有效数字的修约规则是“四舍六入五留双”，即当尾数≤4 时则舍，尾数≥6 时则进位；尾数等于 5 而后面数为 0 时，若“5”前面为偶数则舍，为奇数时则进位；当 5 后面还有不是零的任何数时，无论 5 前面是偶数或奇数皆进位。例如，将下列数据修约为 4 位有效数字，修约后的结果应为：

1.523 4→1.523；1.523 6→1.524；1.523 50→1.524；1.524 50→1.524；1.524 52→1.525

在进行有效数字之间的运算时，计算规则为：

1. 加减法　几个有效数字进行加减运算时，它们的和或差只能保留一位不确定数字，故有效数字的保留，应依小数点后位数最少的为根据。例如，28.1+15.46+1.046 43相加的结果是 44.606 43，根据上面的规则，小数点后只能保留一位，故其值为 44.6。也可以小数点后位数最少的数 28.1 为准，先将其他各数修约为带一位小数的数，15.46→15.5；1.046 43→1.0，再相加求和为 44.6，结果相同。

2. 乘除法　进行乘除运算时，所得结果的有效数字按有效数字位数最少的那个数来保留。例如：$\frac{0.0234\times17.854}{128.5}=0.0032487$，在式中的3个数中，0.023 4是有效数字位数最少的（3位有效数字）。因此计算结果也相应取3位有效数字，即0.003 25。

在用计算器进行有效数字运算时，不必对每一步的计算结果进行位数确定，最后计算结果保留正确的有效数字位数即可。

（五）Excel在实验数据处理中的应用

Microsoft Excel是一种常用的办公软件，具有强大多样的功能。在化学实验中，利用Excel来处理复杂的实验数据，能够大大提高工作效率。下面以分光光度法测Fe^{3+}含量的实验中标准曲线的绘制为例（共配制7个浓度梯度的Fe^{3+}标准溶液，对每一种溶液的吸光度值平行测定3次），简单介绍Excel的函数计算和线性拟合功能。

1. 输入数据　打开Excel软件，新建一个空白工作簿，在表格中完成实验数据输入，如图1-1-1所示。

2. 计算平均值　因为是对同一行数据的计算，所以在新的一列（E）的E2空格中输入"=AVERAGE（B2:D2）"后回车，出现的数值即为从B2到D2三个单元格中数据的平均值。然后右键选定E2单元格右下角的填充柄，向下拖动到E8，相应的单元格会自动完成平均值的计算并填充，如图1-1-2所示。

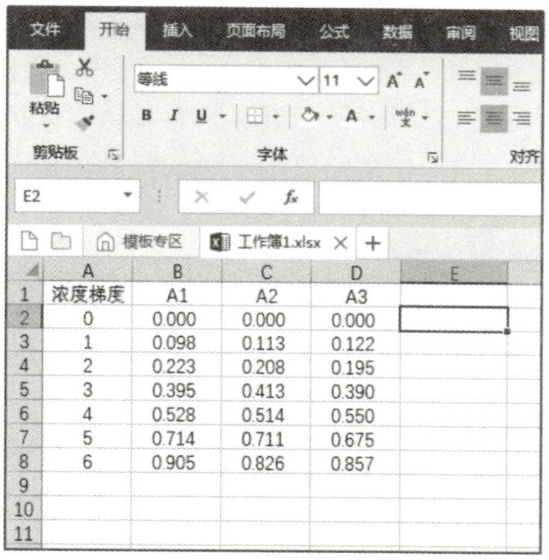

图1-1-1　数据输入

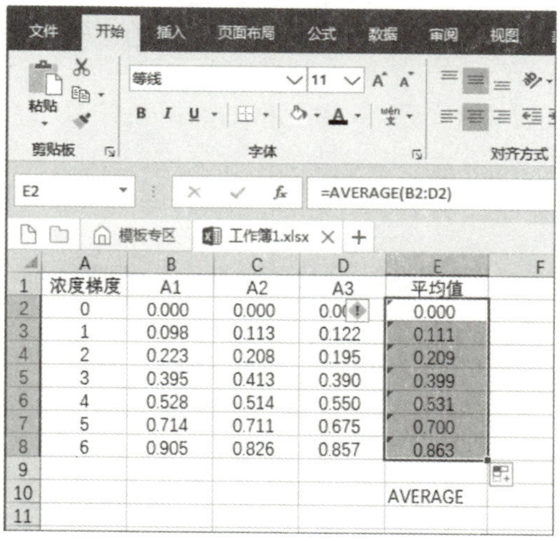

图1-1-2　计算平均值

3. 线性拟合　选中相应数据（A2到A8，E2到E8），通过"菜单栏→插入→图表→散点图"，可得初步曲线图（图1-1-3）。

单击图表右上角的"添加图表元素"，在"趋势线→更多选项"的弹窗中勾选"显示公式"和"显示R平方值"，即会显示相应的线性标准曲线和相关系数。

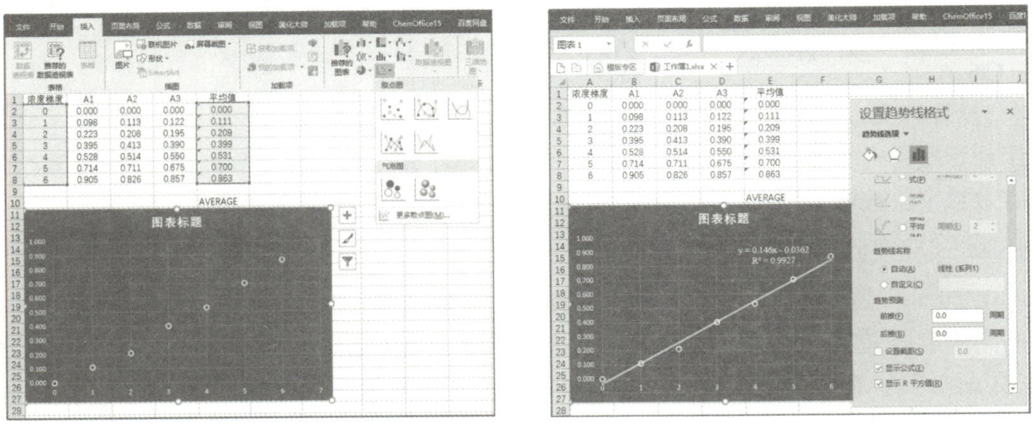

a. 散点图　　　　b. 趋势线

图 1-1-3　线性拟合

4. 计算相对平均偏差　和平均值的计算相似，先在 F2 的空格中输入“=AVEDEV(B2:D2)”回车后拖动，计算出平均偏差；再在 G2 的空格中输入“=F2/E2”，回车后拖动，并把 G2 中字符修正为 0，即完成相对平均偏差的计算和填充，如图 1-1-4 所示。

5. 添加误差线　许多专业杂志的图表要求标出相关数据的误差，Excel 同样可以实现此功能。其添加方法和线性拟合中的添加趋势线相似：添加图表元素→误差线→更多选项→误差线选项→Y 误差线，在“误差量”的自定义中打开“指定值”，在弹窗的“正错误值”和“负错误值”中均选相对平均偏差值（即 G2 到 G8 单元格的数据），按“确定”返回；最后把那平行于横坐标的 X 误差线删掉，表示相对平均偏差的误差线即添加完成，如图 1-1-5 所示。如果在指定值中选择的是其他偏差数据，则该误差线表示的就是相应的偏差。

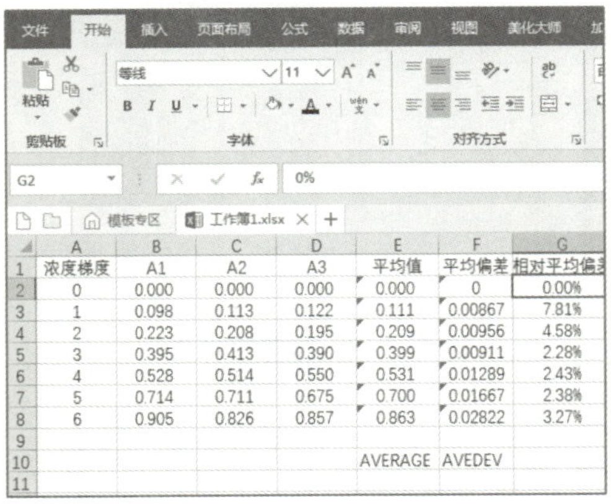

图 1-1-4　平均偏差和相对平均偏差的计算

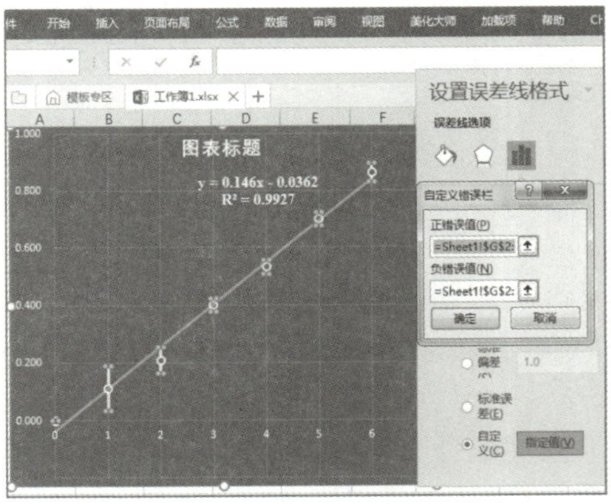

图 1-1-5　误差线

除了 Excel，像 Origin、SPSS 等数据处理软件也可进行类似的统计分析，有兴趣的同学可以查阅相关专业书籍。

五、实验记录方法及实验报告书写

（一）实验记录方法

实验记录是对科学实验全过程的客观记述，以备实验结果处理、日后复查、实验档案保存之用。

因此,科学、熟练的实验记录方法是从事科学实验活动的基本素质。

每个学生都应有专用的化学实验记录本,标上页码,不得随意撕去任何一页。在实验过程中,实验者必须养成一边实验一边直接在记录本上做记录的习惯,不允许事后凭记忆补写,或用单页纸做实验记录,或将实验记录写在书上。实验预习报告可写在实验记录本上。

对于实验过程中观察到的现象和测定的实验数据,应及时记录。文字记录应字迹清楚,简明扼要;数据记录应实事求是,准确无误。不应夹杂任何主观因素,更不能随意拼凑或伪造数据。如不慎将数据读错、记错或算错而需改动时,可将该数据用斜线画去,另起一行写上正确的数据,不允许在记录本上随意乱写。

记录数据时,有效数字的保留应和所用仪器的准确程度相一致。例如,用分析天平称量时,应记录至0.000 1 g;滴定管和吸量管的读数应记录至0.01 mL 等。

实验记录上的每一个数据都是测量结果,所以,重复测量时,即使数据完全相同,也应记录下来。

实验中若涉及标准溶液、特殊试剂、特殊仪器使用,也要及时记录下来其配制方法、浓度及仪器的型号等信息。

(二)实验中数据的表达方法

1. 列表法　把实验数据按照自变量和因变量一一对应的关系排列成表格,使得全部数据一目了然,便于进一步处理、运算和检查。一张完整的表格应包括表格的顺序号、名称、项目、说明及数据来源。表格的横排称为行,竖排称为列。列表时要注意以下几点。

(1)每张表都有含义明确的完整名称。

(2)每一个变量占表中一行,一般先列自变量,后列因变量。每一行的第一列应写出变量的名称和量纲。

(3)每一行记录数据应注意其有效数字位数。同一列数据的小数点要对齐,数据应按自变量递增或递减的次序排列,以显示出变化规律。

(4)处理方法和运算公式要在表下注明。

2. 作图法　实验数据通常要作图处理,其特点是能直接显示数据的特点及其变化规律,能简明直观地揭示各变量之间的关系,从图上很容易找出数据的极大值、极小值、转折点及周期性等,利用图形可以求得斜率、截距、内插值、外推值及切线等。根据多次实验测量数据所描绘的图像一般具有"平均"的意义,由此可以发现和消除一些偶然误差。

作图步骤如下。

(1)准备材料:作图需要使用坐标纸、铅笔、透明直角三角板、曲线尺等。

(2)选取坐标轴:在坐标轴上画出两条互相垂直的直线,一条是横轴,一条是纵轴,分别代表实验数据的两个变量,习惯上以自变量为横坐标,因变量为纵坐标。

坐标轴上比例尺的选择原则:①从图上读出的各种量的准确度和测量得到的准确度要一致,即使图上的最小分度与仪器的最小分度一致,最好能表示出全部有效数字。②每一格所对应的数值要易读,有利于计算。例如,每单位坐标格应代表1、2 或 5 的倍数,而不要采用3、6、7、9 的倍数;还应把数字标示在逢5 或逢10 的粗线下面。③坐标纸的大小必须能包括所有必需的数据且略有宽裕,这样可使图形布局匀称,既不能使图形过大,甚至不能画出某些测量数据,也不能使图形太小而偏于一角。④若所作图形为直线,则应使直线与横坐标的夹角在45°左右,切勿使角度太大或太小。不一定把变量的零点作为原点。

(3)标定坐标点:根据实验测得的数据在坐标纸上画出相应的点,用符号表示清楚,若在同一图纸上画几条直(曲)线时,则每条线的代表点需用不同的符号表示。

(4)线的描绘:用均匀光滑的曲线或直线拟合坐标点,要求这条线尽可能接近或贯串大多数的点,并使各点均匀地分布在曲线或直线两侧。若个别点偏离太大,则连线时可不考虑。这样描出的曲线或直线就能近似地反映测量值的平均变化情况。

在曲线的极大、极小或折点附近应多取些点,以保证曲线所表示规律的可靠性。对个别远离曲线的点,要分析原因,若是偶然的过失误差造成的,可不考虑这一点;若是重复实验情况不变,则应在此区间进行反复仔细测量,弄清楚是否存在某些规律,切不可轻易舍去远离曲线的点。

(5)标注数据及条件:图作好后,要写上图的名称,注明坐标轴代表量的名称、所用单位、数值大小及主要的测量条件。

(三)实验报告

实验报告的书写是实验的重要组成部分,其表现了学生对所学医用化学知识的理解和掌握程度。通过参加医用化学实验、使用化学试剂和仪器,学生学习如何记录实验数据、观察实验现象,以及解释实验数据和实验现象;在准备和完成实验的过程中学会实验方案的设计、实验过程的完成、实验数据的科学处理、实验结果的总结与撰写等技能。对实验报告的要求是:

1. 条理清楚。

2. 详略得当,陈述清楚,但不烦琐。

3. 语言准确。除"讨论"项外,尽可能不使用"如果""可能"等模棱两可的字词。

4. 数据完整,重要的操作步骤、实验现象和实验数据应表述完整、准确,不得遗漏。

5. 实验装置图应避免概念性错误。

6. 实验原理、步骤等要根据操作体会通过自己的语言表述出来,不得抄袭实验教材。

实验报告一般包括下列内容。

实验编号:______ 实验名称:______ 实验日期:______ 操作者姓名:______

1. 实验目的:做此实验要达到的目的,即为什么要做这个实验。在设计性实验中实验目的常常变为实验要求。

2. 实验原理:基础理论、基本知识、实验方案、合成路线、化学反应方程式、计算公式等。

3. 实验器材:试剂名称、浓度、级别等;仪器名称、型号、厂家等。

4. 实验步骤:避免全篇幅的文字书写,尽量采用表格、符号、流程图等简洁清楚地表达实验过程。

5. 实验数据及其处理:应用文字、表格、图形等形式将数据表示出来,记录需要规范、正确、完整。例如,记录参数单位清楚、有效数字位数正确等。并根据实验要求按相应公式计算出分析结果及精密度。

6. 问题及讨论:尽可能地结合有关理论,以提高自己分析问题、解决问题的能力,也为以后的科学研究论文的撰写打下一定的基础。可以从以下几方面撰写:①针对实验中观察到的现象及实验结果进行分析和讨论;②实验中应注意的问题及某些改进措施;③实验体会;④成功经验及失败教训等。

上述几项内容的繁简、取舍,应根据各个实验的具体情况而定。报告中的一些内容,如原理、表格、计算公式等,要求在实验预习时准备好,其他内容则可在实验过程中及实验完成后填写。

根据实验的内容,医用化学实验大体可以分为性质实验、定量分析实验两种,当然有些实验是综合性的。下面分别是定量分析实验和性质实验的实验报告格式。

定量分析实验报告格式：

题目：维生素 C 含量的测定　组别：______　____年____月____日

一、实验目的

二、实验原理

三、仪器材料与试剂

四、实验步骤

五、数据记录与结果分析

记录项目	编号		
	1	2	3
m(维生素 C)/g			
$c(I_2)$/mol·L^{-1}			
指示剂			
滴定终点颜色的变化			
$V_{初}(I_2)$/mL			
$V_{末}(I_2)$/mL			
维生素 C/%			
平均维生素 C/%			
相对平均偏差			

六、结论、讨论与思考题

性质实验报告格式：

题目：熔点的测定　组别：______　____年____月____日

一、实验目的

二、实验原理

三、仪器材料与试剂

四、实验步骤

五、数据记录与结果分析

样品	T 初熔/℃		T 全熔/℃	熔程/℃	备注
二苯胺	粗测				
	精测				
	精测				
萘	粗测				
	精测				
	精测				
混合样	粗测				
	精测				
	精测				

六、结论、讨论与思考题

（尚学芳）

第二章　实验室规则及安全知识

学习目标

本章将主要介绍实验室守则、实验室安全守则和实验室中可能发生的各种意外及其应对处理方法。旨在使学生养成良好的实验习惯，形成规范的实验操作，从内心深处重视实验室安全，尽可能地避免一切实验事故的发生，从而能够确保实验安全正常地进行，并教会学生在遇到突发事故时能够采取正确的措施。

一、实验室守则

为了保证实验的正常进行和培养良好的实验作风，避免实验事故的发生，学生必须遵守下列实验室规则。

1. 实验前做好准备工作。认真预习实验内容，明确实验目的和原理，清楚实验步骤及注意事项，认真书写预习报告。

2. 进入实验室必须穿实验服，禁止穿拖鞋、背心、短裤等不得体着装进入实验室。

3. 实验前检查仪器、试剂，如发现有破损或缺少现象，应向指导教师请示，按规定办理补领手续。实验过程中仪器若有损坏，应按照规定进行赔偿和补充。

4. 不迟到不早退，实验过程中应保持安静，遵守实验纪律，不准大声喧哗。实验进行时应认真操作，及时记录实验现象，不得擅自离开，不做与实验无关的事情。

5. 遵从教师的指导，注意安全，严格按照操作规程和实验步骤进行实验。发生意外事故时，要镇静，及时采取应急措施，并立即报告指导教师。

6. 保持实验室整洁。实验时做到桌面、地面、水槽、仪器四净。实验完毕后应把实验台整理干净，试剂、仪器分类放置，将属于自己保管的仪器放进实验柜内锁好。所有废弃物品应放入指定位置，不得随意丢弃。

7. 爱护公物，节约水、电、煤气及试剂；不得乱拿别人的仪器，严格控制药品用量，不得私自将药品、仪器带出实验室；公用仪器及药品使用后立即放回原处。

8. 轮流值日。值日生的职责：整理公用仪器，打扫实验室卫生，清倒废物缸，并协助实验室管理人员检查水、电、煤气及门窗。值日生需经老师检查合格后方可离开实验室。

9. 根据原始记录，认真写出实验报告，并按时上交。

二、实验室安全守则

在医用化学实验中，经常使用煤气、水、电，腐蚀性、易燃、易爆或有毒的化学试剂，以及大量易损坏的玻璃仪器和某些精密仪器。因此，必须从思想上重视安全，绝不能麻痹大意，但也不能盲目害怕而缩手缩脚。为了保证实验的顺利进行和人身安全，必须熟悉和遵守以下安全守则。

1. 实验室内严禁饮食、吸烟，一切化学药品禁止入口。

2. 一切易燃、易爆物质的操作都要远离火源，并严格按照正确的操作规程进行操作。加热蒸发易挥发或易燃有机溶剂，应在水浴或电热套上缓慢进行，严禁以明火或电炉直接加热；烘箱不可作蒸发之用，能产生腐蚀性气体或易燃的物质均不得放入烘箱；进行加热、蒸发、灼烧等操作时，不得擅自离开实验室；灼热的仪器不可直接与冷物接触，以免破裂，也不可与人体直接接触或放在实验台上，最好放在石棉板、铁丝网或其他不易起火、灼焦的安全地方。

3. 使用电器设备时，不可用湿手开关电器，不用时应及时切断电源。如发现有漏电情况应立即报告指导教师进行检查。

4. 有毒药品（如汞盐、砷化物、氰化物等）的使用应特别小心，严禁入口或接触伤口。一切不溶物、浓酸、浓碱、有毒物、有机溶剂等废液严禁倒入水槽，以免堵塞或腐蚀下水管路。

5. 加热或蒸发盐酸、硝酸、硫酸，或制备有刺激性的、有毒的气体（如 H_2S、Cl_2、CO 等）或伴有产生这些气体的反应操作，均应在通风橱内进行。

6. 禁止随意混合各种试剂药品，以免发生意外事故。

7. 水、电、煤气使用完毕应立即关闭。

8. 实验结束后要洗手。离开实验室时，再次检查水、电、煤气、门窗是否已关好。

三、实验室中意外事故的处理

化学实验是一门事故发生率较高的实验课程，小事故常见，恶性事故也时有发生。为了预防实验事故的发生及发生事故时能有效地处理，尽可能减轻其危害，必须对常见事故的发生原因、预防办法及处置措施有所了解。实验室中常见的事故及救护措施有以下几种。

1. 药品灼伤的处理　当强酸、强碱及腐蚀性药品沾及人的皮肤、眼睛等时，会造成药品灼伤，常见情况为：①在倾倒、转移、称量药品时不小心触及；②在开启储有挥发性液体的瓶塞或安瓿瓶时未预先冷却，高压蒸汽携带液体冲出溅及人体；③蒸馏时发生暴沸或在密闭系统中反应，塞子或仪器接头处被冲开，药液溅上人身；④反应中生成的腐蚀性气体大量散发到空气中，人体暴露在这样的气体里而被沾染。

对于前3种情况，只要严格、认真地按照正确的规程操作都可避免；对于反应中产生的腐蚀性气体可根据其性质，先用水或适当的药液吸收，再将余气导入下水道，使之不会散发到室内空气中。强酸（或强碱）灼伤，可用抹布擦去沾染的酸（或碱）液后，用大量自来水淋洗，然后用3% ~5%碳酸氢钠（或硼酸）溶液冲洗，最后再用水冲洗。

2. 割伤的处理　割伤主要发生于以下两种情况：①玻璃仪器口径不匹配而勉强连接或装配仪器时用力过猛；②在向橡皮塞中插入玻璃管、玻璃棒或温度计时，塞孔太小，而手在玻璃管、玻璃棒或温度计上的握点离塞子太远。

预防割伤必须注意口径不合的仪器不要勉强连接，装配仪器用力要适度，向塞孔中插入玻璃管、玻璃棒或温度计时要按正确的方法进行。

处理割伤时，要从伤口处取出碎玻璃，水洗后涂以碘酒消毒并包扎，必要时应及时就医。

3. 中毒的处理　实验室中所用的化学试剂大多具有毒性。摄入人体的途径有误服、皮肤沾染和经呼吸道吸入。误服的可能性微乎其微，只要严格、细心地按规程操作，皮肤沾染也可以避免。预防中毒的最根本办法是：①预先查阅有关资料，对所操作的试剂的毒性有尽可能详细的了解；②试剂取用后立即盖好盖子，以防其大量挥发，并保持空气流通；③严格规程，细心操作，防止皮肤沾染和药品飞溅。

吸入刺激性或有毒气体（如氯气、氯化氢）时，可吸入少量酒精和乙醚的混合蒸气解毒，同时应到室外呼吸新鲜空气。因吸入硫化氢气体而感到不适（头晕、胸闷、欲吐）时，立即到室外呼吸新鲜空气。中毒严重者应及时送医院治疗。有毒物品误入口中，用大量清水洗漱口腔，并立即去医院治疗。

4. 烫伤和冻伤的处理　皮肤触及热的物体（如热的铁圈、沸水、热蒸气等）会被烫伤；触及干冰、液氮等会被冻伤。前者可涂上烫伤膏或万花油，后者可用手按摩，加速血液流通或涂冻伤膏。烫伤或冻伤较严重者均需到医院治疗。

5. 着火的处理　有机试剂大多可燃，且实验室中使用的溶剂大多是易燃品并具有较强的挥发性。实验室中又常用酒精灯、煤气灯、电炉等加热，电器使用时也往往会产生电火花。所以，着火燃烧是化学实验室发生率最高的实验事故。常见的情况有：①在烧杯或蒸发皿等敞口容器中加热有机液体，可燃的蒸气遇明火引起燃烧；②回流或蒸馏操作中未加沸石，引起暴沸，或装置安装不当，液体冲出瓶外被明火点燃；③用明火加热装有液体有机物的容器时，容器破裂，液体溢出并被点燃；④在倾倒或量取有机液体时不小心将液体洒出瓶外并被明火点燃；⑤将废溶剂等倒入废物缸，其蒸气大量挥发，被明火点燃。

万一发生燃烧事故，要冷静处置，千万不可惊慌失措。首先要立即熄灭火源，移开火焰周围的可燃物品，然后根据不同情况做不同处置。若是热溶剂挥发出的蒸气在瓶口处燃烧，可用湿布覆盖至熄；若洒出液体燃烧，可用防火沙、湿布或石棉布盖熄；若火势较大，则需用灭火器喷熄；若可燃液体溅在衣服上并引起燃烧，应立即就地躺倒滚动将火压熄，切不可带火奔跑，以免火势扩大。

实验室内灭火应该注意：①只有当着火的有机物极易溶于水，且火势不大时才可用水灭火，其他情况下一般不用水灭火，因为有机物会浮在水面上继续燃烧并随水的流动迅速扩散；②用灭火器灭火时应对准火焰根部，电器着火时不可用泡沫灭火器灭火；③金属钾、钠等造成的着火事故不可用灭火器扑灭，更不能用水，只能用干沙或石棉布盖熄。若火势较大，应立即拨打 119 请求救援。

（尚学芳）

第三章　实验室常用仪器

学习目标

本章主要介绍了医用化学实验中常用的仪器和它们的使用方法及注意事项，旨在使学生在以后的医用化学实验中能够熟练地运用它们，可以快速准确地完成相应的实验操作，达成相应实验目的，避免出现由操作失误引起的过失误差，并期望可以杜绝实验室事故的发生。

一、常用仪器介绍

医用化学实验常用仪器介绍见表 1-3-1。

表 1-3-1　医用化学实验常用仪器介绍

仪　　器	规　　格	用　　途	注意事项
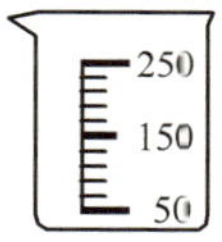 烧杯	以容积(mL)表示，分有刻度和无刻度两种	1. 反应容器，尤其在反应物较多时用，易混合均匀 2. 盛水加热，可代替水浴用	1. 反应液体不能超出其容积的 2/3 2. 加热时应放置在石棉网上，使其受热均匀
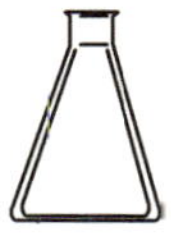 锥形瓶	以容积(mL)表示，分有塞、无塞、广口、细口和微型几种	1. 反应容器，加热时避免液体大量蒸发 2. 振荡方便，常用于滴定操作	1. 反应液体不能超出其容积的 2/3 2. 可以加热至高温，但不能直接加热，应置于石棉网上
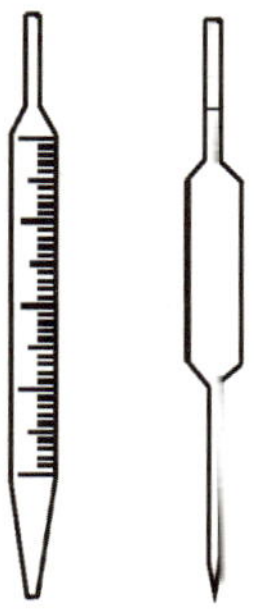 吸量管　移液管	以所能量取的最大容积(mL)表示，吸量管一般有 5、10、15、20 mL 等几种规格；移液管有 25、50 mL 等几种规格	1. 吸量管用于较精确量取小于或等于其最大容积的液体 2. 移液管只能用于精确量取固定体积的液体	1. 用毕应立即洗净，并置于移液管架上 2. 具有精确刻度的器皿，不能在烘箱中烘干 3. 读数时视线应与液面水平，读取与凹液面最低点相切的刻度

续表 1-3-1

仪器	规格	用途	注意事项
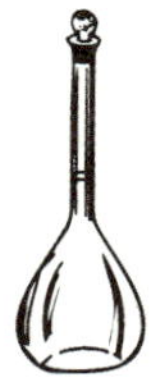 容量瓶	以容积（mL）表示，有 10、25、50、100、250、500、1 000 mL 等不同规格	配制标准溶液	1. 不能加热，不能代替试剂瓶存放溶液，不能在其中溶解固体 2. 瓶塞与瓶配套，不能互换 3. 读数方法同移液管
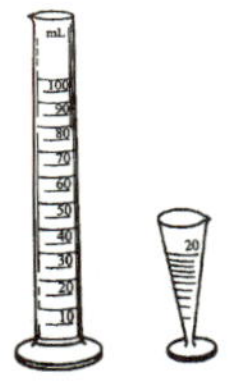 量筒　量杯	以所能度量的最大容积（mL）表示，上口较大的叫作量杯	量取一定体积的液体	1. 不能作为反应容器，不能加热，不可量热的液体 2. 读数时视线应与液面水平，读取与凹液面相切的刻度
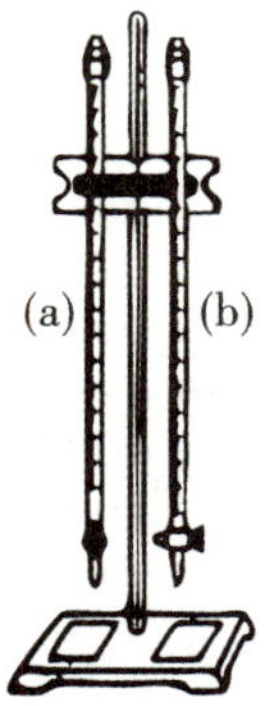 滴定管及滴定台	滴定管分碱式（a）、酸式（b）两种，以容积（mL）表示 滴定台一般为金属制，滴定夹一般为木制或金属制	1. 用于滴定操作或准确量取一定体积的溶液 2. 滴定夹用来夹持滴定管，固定在滴定台上	1. 酸液及具有氧化性、腐蚀性的液体放在具有玻璃旋塞的酸式滴定管中，碱液放在带乳胶管的碱式滴定管中 2. 滴定管要洗净，溶液流下时内壁不能挂有液珠
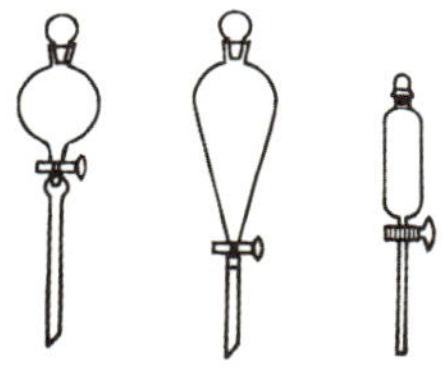 (a)　(b)　(c) 分液、滴液漏斗	以容积（mL）、漏斗颈长短表示，有球形（a）、梨形（b）、筒形（c）等几种形状	液体的分离、洗涤和萃取	1. 漏斗塞子应用橡皮筋系于漏斗颈上，防止滑落跌破；漏斗不能加热 2. 使用时，旋塞应涂凡士林，防止漏液 3. 萃取时，振荡初期应放气，以免压力过大
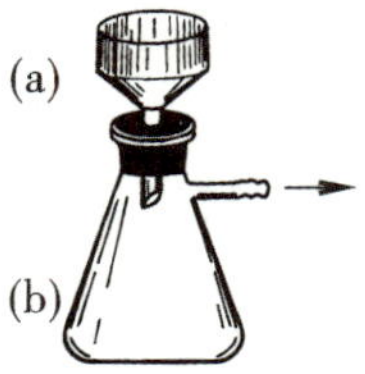 抽滤装置	布氏漏斗（a）分陶瓷质或玻璃质，以直径（cm）表示 抽滤瓶（b）用容积（mL）表示，有 500、250、125 mL 等几种规格	用于减压过滤，当沉淀量较少时，用小号漏斗与抽滤瓶配合使用	1. 注意漏斗与抽滤瓶的大小配合 2. 漏斗大小要与过滤的沉淀或晶体的量配合 3. 不能直接加热

续表 1-3-1

仪器	规格	用途	注意事项
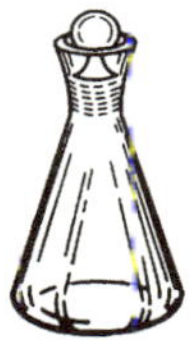 碘量瓶	以容积(mL)表示,有 100、250 mL 等几种规格	用于碘量法	1. 塞子及瓶口边缘的磨砂部分勿擦伤,以免产生漏隙 2. 滴定时打开塞子,用蒸馏水将瓶口及塞子上的碘液洗入瓶中
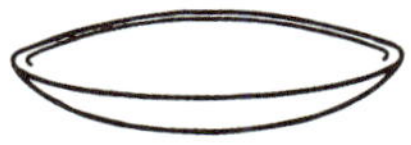 表面皿	以直径(cm)表示	1. 盖在蒸发皿、烧杯等容器上,以免液体溅出或灰尘落入 2. 作为称量试剂的容器	1. 不能直接加热 2. 作盖子用时,其直径应比被盖容器略大 3. 用于称量时应洗净烘干
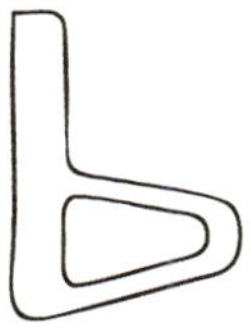 熔点测定管(b 形管)	以管长(cm)表示	用于测定晶体物质的熔点	1. 装样品的毛细管应位于两支管的中间 2. 加热时,应加热 b 形管的中上部 3. 浴液加入量应刚好超过 b 形管上支管口上沿为宜
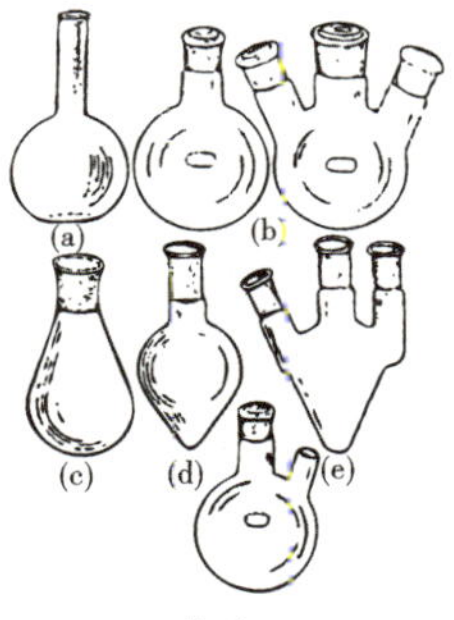 烧瓶	大小以容积(mL)表示 按形状分:球形(b)、茄形(c)、梨形(d);平底(a)、圆底(b) 按颈长短分:长颈(a)、短颈(b) 按口的多少分:两口、三口(e)等	1. 圆底烧瓶受热面积大、耐压,作反应容器用;平底烧瓶用来配制溶液 2. 梨形烧瓶实验中较少用 3. 三口烧瓶用于需搅拌的实验,中间口插搅拌器,两边口插温度计、加料管等	1. 盛液的量不能超过烧瓶容积的 2/3,也不能过少 2. 加热时,应垫上石棉网,不能直接加热 3. 放在桌面上时,下面要有木环或石棉环
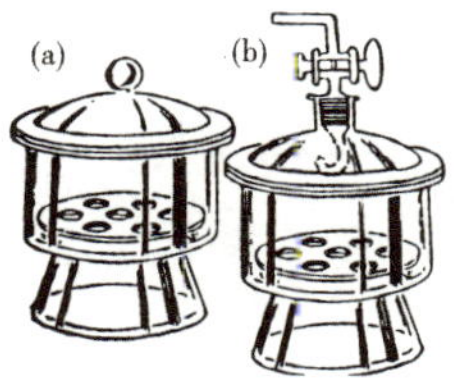 干燥器	以内径(cm)表示,分普通干燥器(a)、真空干燥器(b)两种	1. 保持烘干或灼烧后的物质干燥。真空干燥器通过抽真空,可使物质更快干燥 2. 定量分析时,将灼烧过的坩埚放在其中冷却	1. 底部应放干燥剂,并及时更换 2. 灼烧过的物品温度不能过高 3. 使用前磨口盖子应涂凡士林密封
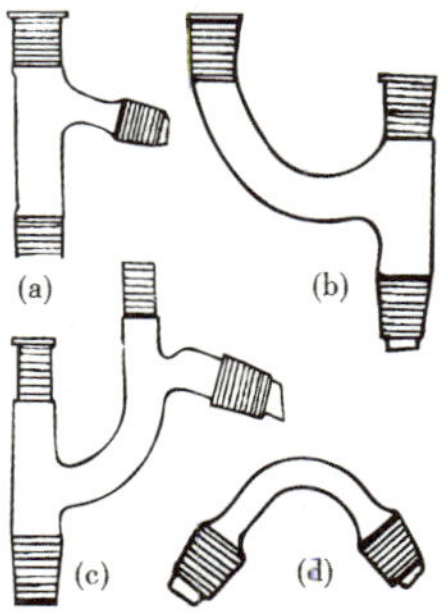 蒸馏头和加料管	标准磨口玻璃仪器以口径大小表示,常用的有 14、19、24、29 等几种型号	1. 蒸馏头(a)用于简单蒸馏和减压蒸馏 2. Y 形加料管(b)接在烧瓶上,可与蒸馏头或弯管(d)合用,组成克氏蒸馏头 3. 克氏蒸馏头(c)一般用于减压蒸馏	1. 磨口处需洁净,不得污染 2. 使用后应立即清洗,不要让磨口处结死 3. 标准磨口玻璃仪器相连接时必须口径型号相同

续表 1-3-1

仪器	规格	用途	注意事项
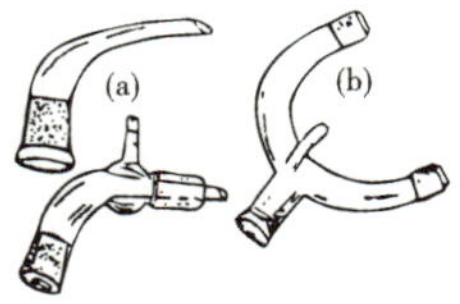 接液管	又名尾接管,有普通和磨口两种。分单尾(a)、双尾(b)两种类型	1. 承接液体用,上口接冷凝管,下口接接收器 2. 单尾液接管用于简单蒸馏,也可用于减压蒸馏,支管接减压系统 3. 双尾接液管用于分馏,便于接收不同馏分	1. 磨口处需洁净,不得污染 2. 使用后应立即清洗,不要让磨口处结死
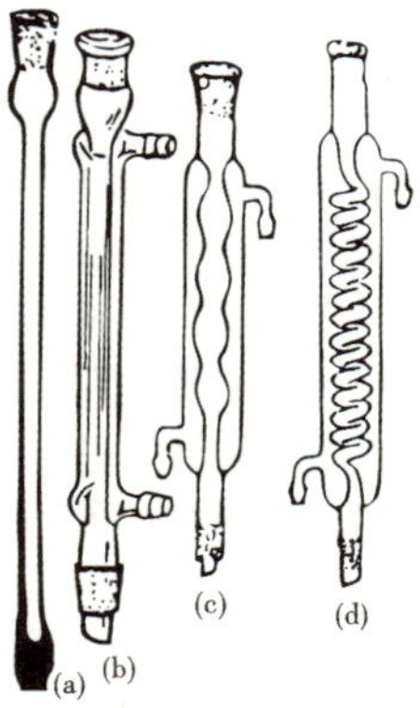 冷凝管	以外管长(cm)表示,分空气(a)、直形(b)、球形(c)、蛇形(d)等几种	1. 蒸馏中起冷凝作用 2. 球形冷凝管冷却面积大,用于加热回流 3. 直形、空气冷凝管用于蒸馏;液体沸点低于140 ℃用直形,高于140 ℃则用空气冷凝管	1. 装配时,先装好冷凝管,再接冷凝水 2. 冷却水应从冷凝管的下口进,上口出,增强冷凝效果
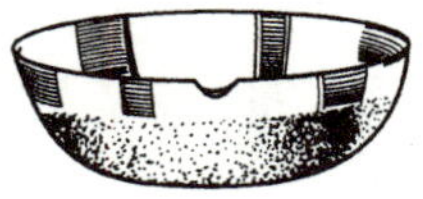 蒸发皿	一般为陶瓷质,以上口直径(cm)表示;也有石英、铂制品,有平底、圆底两种	1. 反应容器 2. 灼烧固体 3. 因口大,底浅,蒸发速度快,作蒸发、浓缩溶液用	1. 耐高温,可直接用火烧 2. 注意不要碰碎,高温时不要用冷水洗
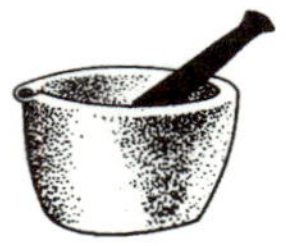 研钵	材质一般有铁、陶瓷、玻璃、玛瑙等。以研钵口径(cm)大小表示,一般有9、12 cm等不同规格	研磨固体物质	1. 不能作反应容器 2. 只能研磨,不能敲击

二、电子分析天平

电子天平是新一代的高精度天平,一般最大称取质量为110 g,可以准确到0.000 1 g;它利用电子装置完成电磁力补偿或电磁力矩的调节,使物体在重力场中实现力或力矩的平衡。一般结构都是机电结合式的,由载荷接受与传递装置、测量与补偿装置等组成。分为顶部或底部承载式两类,目前实验室常用的大多是顶部承载式电子天平。

近年来,我国已生产多种型号的电子天平,实验室最常用的是FA/JA系列(上海天平仪器厂生产),是一类采用MCS-51系列单片机多功能顶部承载式电子天平,其外观如图1-3-1所示,它具有数字显示、自动调零、自动校正、扣除皮重及输出打印等功能。

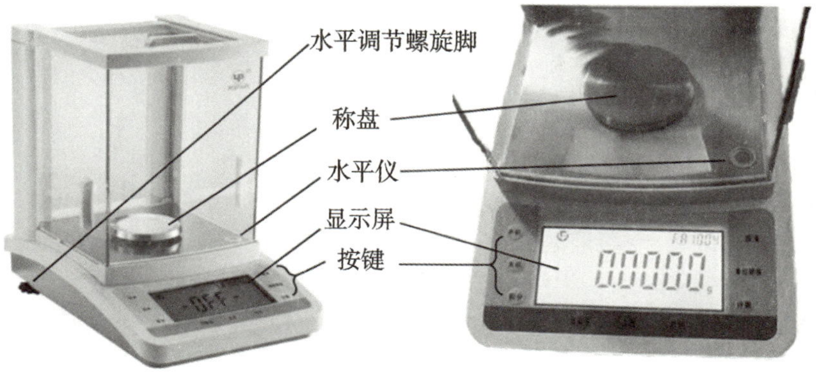

图 1-3-1　FA1004 型电子天平

（一）电子分析天平的操作方法

1. 将电子分析天平放置在稳固水平的台面上，查看水平仪（水平时，水平仪气泡刚好位于水平仪中心），若不水平，则调节水平螺旋脚，将天平调至水平。

2. 接通电源，预热 30 min，轻按键板上的"开机"键，电子显示屏全亮，显示天平的型号后，即进入称量模式，显示 0.000 0，若显示的不是 0.000 0，则按一下"去皮"键调零。

3. 将容器（或待称物）轻轻放在秤盘中间，待示数稳定后，即可读数。

4. 若需要清零、去皮，请轻按"去皮"键，显示屏出现全零状态，容器质量已被扣除，即为去皮。此时可继续向容器中加试样进行称量，显示屏显示的即为试样的质量。当拿走容器和样品后，显示屏显示容器质量的负值。

5. 称量完毕，取下被称物，按"关机"键关闭天平。拔掉电源，盖上防尘罩。

（二）使用电子天平的注意事项

1. 天平长时间不用或移动位置，应检查是否水平，通电预热后，进行校正。

2. 电子天平是高精度的电子仪器，操作过程中要轻缓，避免损坏天平。

3. 称量前应先粗称，切记称量不能超过天平所允许最大量程的试样。

4. 称量过程中，应关闭天平门，避免环境的影响，使称量不准确。

三、酸度计

酸度计又称为 pH 计，是准确测定溶液 pH 值的常用实验仪器。酸度计的种类较多，各种型号结构虽有不同，但其基本原理都相同。下面主要介绍常用的 PHS-3C 型酸度计。

（一）酸度计的基本原理

酸度计是通过测量电池电动势的方法来测定溶液 pH 值的。它主要由 pH 复合电极和精密电位计构成。既可以用来测定溶液的 pH 值，也可测定电池的电动势，还可配合搅拌器做电位滴定。测定溶液的 pH 值时用 pH 档，测电动势时用毫伏（mV）档。

测定 pH 值时，将 pH 复合电极（图 1-3-2）插入待测溶液中形成原电池，pH 复合电极是 pH 玻璃电极和参比电极组合在一起的电极，它只对氢离子有响应，其电极电位随着溶液氢离子活（浓）度不同而改变，酸

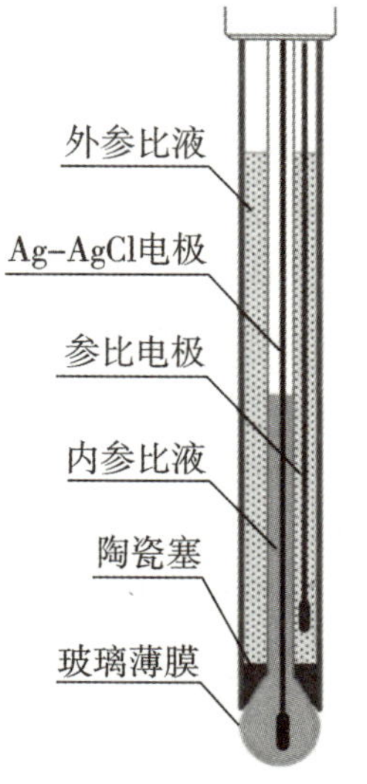

图 1-3-2　pH 复合电极

度计通过测量该电池电动势的大小，最后转化为待测液的 pH 值。原电池的电动势与溶液 pH 的关系为：

$$E = K_E + \frac{2.303RT}{F}\,\mathrm{pH}$$

K_E是与电极有关的常数，受溶液的组成、电极种类及电极使用时间等多因素影响，实际工作中，其数值可用已知 pH 值的标准缓冲溶液进行确定，这一步称其为标定。理论上，上式中斜率系数为 2.303RT/F，但实际测定中斜率与理论斜率存在微小差别，一般采用两种标准缓冲溶液校正，也就是二点标定。

（二）PHS-3C 型酸度计的示意图及参数

PHS-3C 型酸度计（图 1-3-3）是一台数显高精密度 pH 计。该 pH 计适用于测定水溶液的 pH 值及电极电势（mV 值）。其 pH 测量范围为 0～14；电势差测定范围为 0～±1 999 mV；最小显示单位：0.01 pH 或 1 mV；温度补偿范围：0～60 ℃。

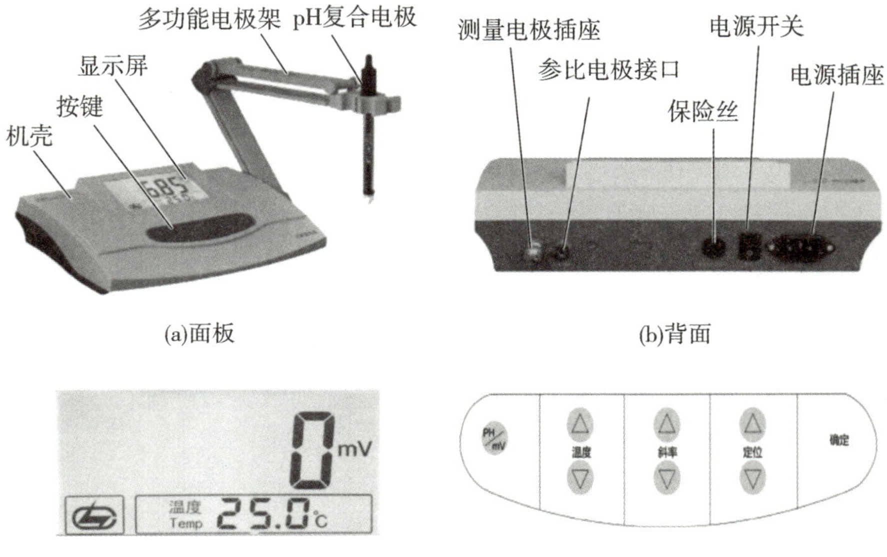

(a)面板 (b)背面

(c)显示屏 (d)操作键盘

图 1-3-3 PHS-3C 型酸度计

（三）PHS-3C 型酸度计的使用方法

1. 开机并安装电极　电源线插入电源插座，按下电源开关并预热 30 min，将 pH 复合电极安装在多功能电极架上，取下复合电极前端的保护套。

2. 设置温度　用温度计测出被测溶液的温度，按“温度△”或“温度▽”键调节显示值，使温度显示为被测溶液的温度，按“确定”键，即完成当前温度的设置。

3. pH 电极的标定　仪器使用前要校正，一般仪器连续使用时，应每天校正 1 次。

该酸度计具有自动识别标准缓冲溶液的能力，可以识别 pH 值为 4.00、6.86 和 9.18 三种标准缓冲溶液，因此对于这三种标准缓冲溶液，按“定位”键或“斜率”键后不必再调节数据，直接按“确定”键即可完成标定。用“定位”进行一点标定，用“斜率”进行二点标定。

（1）一点标定

1）在仪器的测量状态下，把清洗过的电极插入已知 pH 值的标准缓冲溶液（如 pH=6.86 的标准缓冲溶液）中。

2）用温度计测出被测溶液的温度值，按前面设置温度的方法设置温度值。

3）待读数稳定，按“定位”键，仪器会提示用户是否进行标定，显示“StdYES”字样，如果用户需要标定，则按“确定”键，仪器自动进入一点标定状态，显示屏显示当前温度下的标准 pH 值，然后按“确定”键，仪器即储存当前的标定结果，按“pH/mV”键退出标定状态，返回测量状态。

（2）二点标定

1）准备两种标准缓冲溶液，如 pH=6.86 和 pH=4.00（所测溶液为酸性），如果待测溶液为碱性，则选 pH=9.18 的缓冲溶液。

2）按照前面的叙述进行一点标定，即在仪器的测量状态下，把用蒸馏水清洗过的电极插入 pH=6.86 的标准缓冲溶液中，用温度计测出溶液的温度值（如 25.0 ℃），按照前面设置温度的方法设置温度值；稍后，待读数稳定，按“定位”键，再按“确定”键进入一点标定状态，仪器识别当前标准缓冲溶液并显示当前温度下的标准 pH 值 6.86，然后按“确定”键完成标定，仪器返回测量状态。

3）同理，再次清洗电极并插入 pH=4.00 的标准缓冲溶液中，用温度计测出溶液的温度值（如 25.0 ℃），并设置温度值；稍后，待读数稳定，按“斜率”键，再按“确定”键，仪器识别当前标准缓冲溶液并显示当前温度下的标准 pH 值 4.00，然后按“确定”键完成标定，仪器储存当前的标定结果，然后返回测量状态。

4. pH 值的测量　标定过的仪器，即可用来测量被测溶液。具体操作步骤如下：①用蒸馏水清洗电极头部，再用被测溶液清洗一次；②把电极浸入被测溶液中，用玻璃棒搅拌溶液，使溶液均匀，在显示屏上读出溶液的 pH 值。

（四）注意事项

1. 电极使用时要小心，避免电极的玻璃球膜与硬物接触，因任何磨损均使电极失效，电极使用前后均应清洗吸干，用后要及时套上盛有电极液的电极保护套。

2. pH 复合电极一直浸泡在电极液中，可用蒸馏水冲洗后随时使用，pH 复合电极使用一段时间后，应及时从电极上端的加液口补充外参比液（3 $mol \cdot L^{-1}$ KCl）。

3. 电极的引线插头必须保持清洁干燥，否则将导致测量不准确或较大的误差。

4. 酸度计在使用前需用标准缓冲溶液校正准确后方可使用，否则会引起较大的测量误差。

四、分光光度计

分光光度计是用来测量物质对光的吸收程度，并进行定性、定量分析的仪器。根据选择光源的波长不同，又分为可见光分光光度计（400～800 nm）、紫外分光光度计（200～400 nm）等。目前有多种型号的分光光度计，其结构、原理和使用方法大同小异，下面仅介绍 7200 型分光光度计的使用方法。

（一）分光光度计的基本原理

分光光度计是依据朗伯-比耳（Lambert-Beer）定律来设计的。即物质对光的吸收具有选择性，不同物质具有各自的吸收峰，所以一束平行的单色光通过溶液（图 1-3-4）时，一部分被溶液吸收，一部分透过溶液，溶液对单色光的吸收程度与溶液的浓度 c 及液层厚度 b 成正比。即：

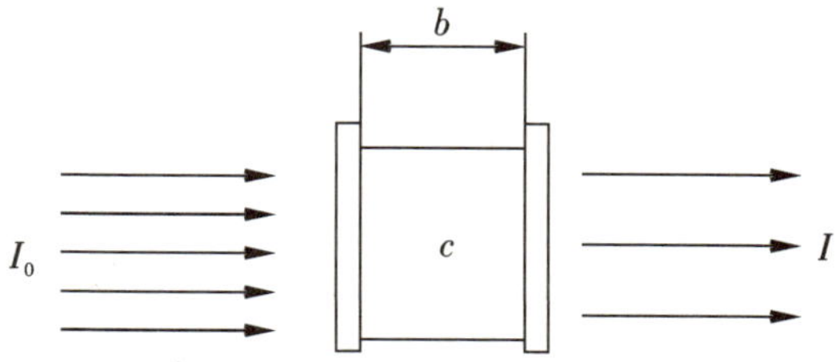

图 1-3-4　单色光通过溶液

$$A = \lg \frac{I_0}{I} = Kcb$$

式中，A 为吸光度；I_0 为入射光的强度；I 为透过光的强度；K 为吸收系数。

分光光度计的型号虽多，但都包括光源、单色器、样品池、检测装置及显示系统。光源发出的光经单色器后成一束平行的单色光，单色光通过样品池后，透过光被检测装置检测并显示其对光的吸收程度。

（二）7200 型分光光度计

7200 型分光光度计（图 1-3-5）有多种测量方式，无论选择何种方式，都必须遵循以下基本操作步骤。

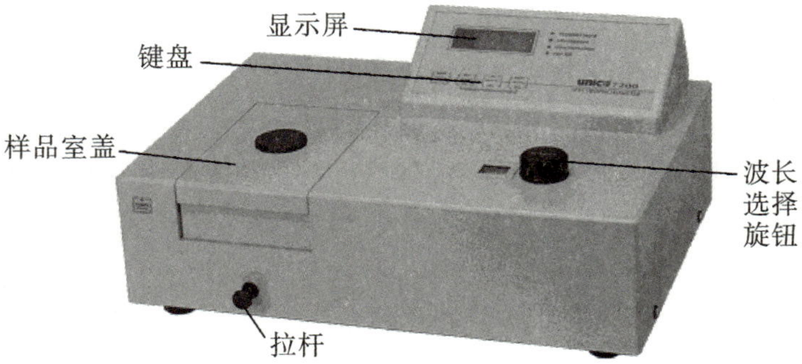

图 1-3-5　7200 型分光光度计

1. 打开电源，使仪器预热约 20 min（不包括仪器自检时间）。

2. 用<MODE>键设置测试方式：透光率（T）、吸光度（A）、已知标准样品浓度值方式（C）和已知标准样品斜率方式（F）。

3. 用波长选择旋钮设置所需的分析波长。

4. 将分别装有参比溶液和待测溶液的比色皿放入比色皿槽中，盖上样品室盖。一般情况下，参比溶液放在第一个槽中。

5. 将用来校正仪器透光率为“0”的校具（黑体）置于光路中，在 T 模式下按“%T”键，此时显示器显示“000.0”。然后将参比溶液置于光路，按“0A/100%T”键调透光率为“100%”，此时显示器显示的“BLA”直至显示“100.0”。

6. 按<MODE>键设置为吸光度（A）模式，即可开始测量。将被测溶液推入光路，此时显示器显示值即为被测溶液的吸光度值。

7. 测量结束后，取出比色皿洗净晾干。仪器使用完毕，复原仪器，关闭电源，拔下电源插头，盖上防尘罩。

（三）注意事项

1. 测量时，比色皿需用待测溶液润洗 2～3 次，以避免待测溶液浓度改变。

2. 拿比色皿时只能捏住比色皿的两个毛玻璃面，测量时需用擦镜纸将比色皿外面的液体擦干，要注意保护透光面，勿产生划痕。

3. 比色皿放入比色皿槽时，要注意位置，放置平稳，否则容易产生误差。

4. 为防止光电管疲劳，不测定时，应将样品室盖打开（即关闭光路），连续使用仪器不要超过 2 h，最好是间歇 0.5 h 后继续使用。

5. 测定时，应尽量使吸光度值在 0.2～0.7，这样可以得到较高的准确度。

6. 比色皿用毕，要及时洗净，倒置晾干存放入比色皿盒内。

五、阿贝折光仪

折光率是液体有机化合物的重要特征常数之一，常作为化合物纯度的标志，也用于鉴定未知物。同时，根据折光率与溶液物质的量分数之间的线性关系，还可用折光率来测定溶液的组成。物质的折光率随测定所用波长和测定时的温度不同而变化，测定所用单色光（钠光 D 线波长）确定时，液体有机化合物温度每升高 1 ℃，折光率降低（3.5～5.5）$\times10^{-4}$，水的温度每升高 1 ℃，折光率降低 1×10^{-4}。所以表示折光率时，要注明测定的波长及温度，常用 n_D^t 来表示（D 表示钠光的 D 线，其波长为 589.3 nm）。如丙酮的 n_D^{20} = 1.359 1，表示 20 ℃时，丙酮对钠光 D 线的折光率为 1.359 1。测定液体化合物折光率常用的仪器是阿贝（Abbe）折光仪。

（一）阿贝折光仪的原理

当单色光由介质 A 进入介质 B 时，由于光在两介质中的传播速度不同，在介质的界面上将发生光的折射现象（图 1-3-6），根据斯涅耳（Snell）折射定律，入射角 i 与折射角 γ 有如下关系：

$$\frac{\sin i}{\sin\gamma}=\frac{n_B}{n_A}$$

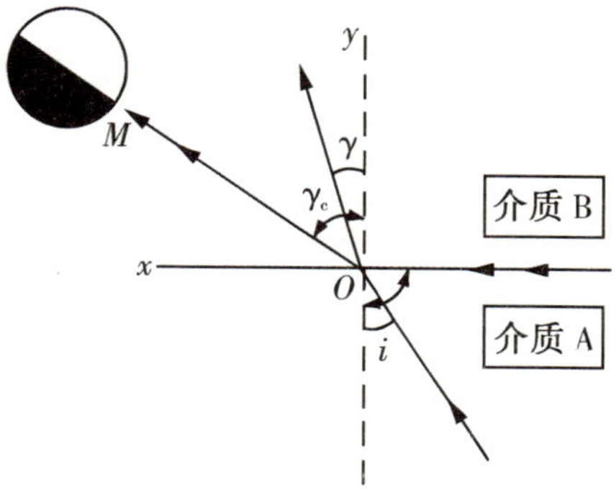

图 1-3-6　光的折射现象

上式中 n_A 和 n_B 是光在介质 A、B 中的折光率（又称为相对折光率），物质的相对折光率是光由真空射入介质，规定真空的折光率为 1，根据斯涅耳折射定律计算得到的。按照上式，若介质 B 的折光率大于 A，则在 0°～90°的角度范围内，折射角 γ 恒小于入射角 i，当入射角 i 增大到最大值 90°时，折射角也达到最大值 γ_c（临界折射角），此时介质 B 中 Oy 与 OM 之间有光线通过，表现为亮区，而 OM 与 Ox 之间没有光线通过，则为暗区。临界折射角的位置决定了明暗区分界线的位置。因入射角为 90°，故上式可简化为：

$$n_A = n_B\sin\gamma$$

阿贝折光仪中 B 物质相当于棱镜，其折光率为定值，A 物质相当于待测液体，所以只要测定临界折射角就可得到待测试样的折光率。阿贝折光仪就是通过测定液体的临界折射角来工作的。

（二）阿贝折光仪的构造和光路系统

阿贝折光仪测定液体折光率的范围是 1.3～1.7，精度可达 0.000 1，它的外形如图 1-3-7 所示，主要部分是两块直角棱镜，下面一块是磨砂的，上面一块是光滑的，当两棱镜沿对角线平面叠合时，待测液体就在两镜面间形成一层均匀的液膜。阿贝折光仪的光路系统如图 1-3-8 所示，当光从反光镜射向辅助棱镜时，由于辅助棱镜表面是粗糙的毛玻璃面，光在上面产生漫反射，以不同的方向进入两棱镜间的待测液体，穿过待测液体在液体与测量棱镜的接触面上发生折射现象，由于测量棱镜的折光率(约 1.85)较高,故折射光线均落在临界折射角以内并穿过测量棱镜。实验室常用的光源是白光,而白光是复合光,波长不同的光折射率不一样,以致折射后,明暗区的分界线是一条模糊的色带,该现象称为色散。为消除色散,从测量棱镜出来的光,要经过两组消色散棱镜,通过调节消色散棱镜的位置就可得到清晰明暗区的分界线。随后由物镜将明暗区的分界线成像于分划板上,经目镜放大成像后供观察。

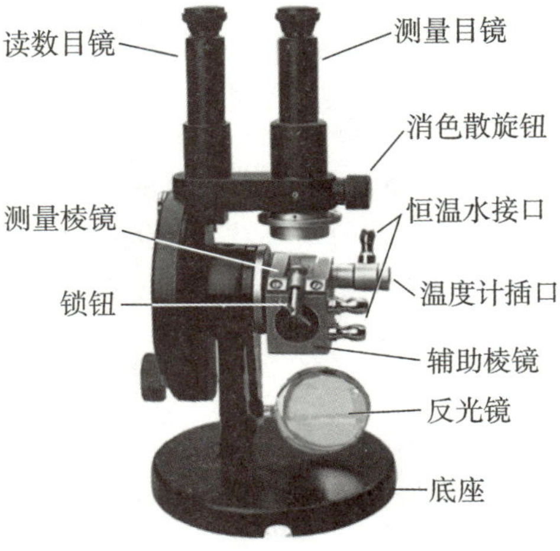

图 1-3-7 阿贝折光仪

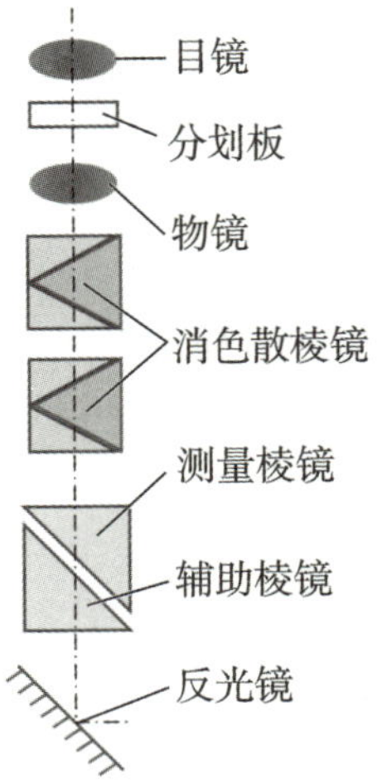

图 1-3-8 阿贝折光仪光路系统

在目镜中刻有十字线,测量时,调节棱镜的位置旋钮(刻度盘下方)转动棱镜,改变入射角,折射角随之改变,当明暗区的分界线刚好通过目镜十字线的交点时,折射角即达到了临界折射角(通过仪器内各部件的相互联动实现的),转动棱镜的过程中,刻度盘(上面的折光率的刻度值是计算好刻上去的)随之转动,实现临界折射角与折光率一一对应。这样就可由刻度盘直接读出待测试样的折光率了。读数时目镜的视野及刻度盘如图 1-3-9 所示,刻度盘上左边刻度为工业上测定蔗糖溶液的折光率时,把对应的折光率换算为质量分数(质量百分比浓度),方便使用。

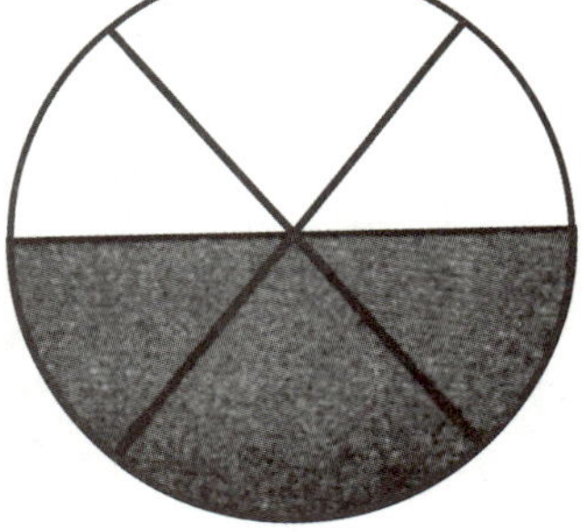

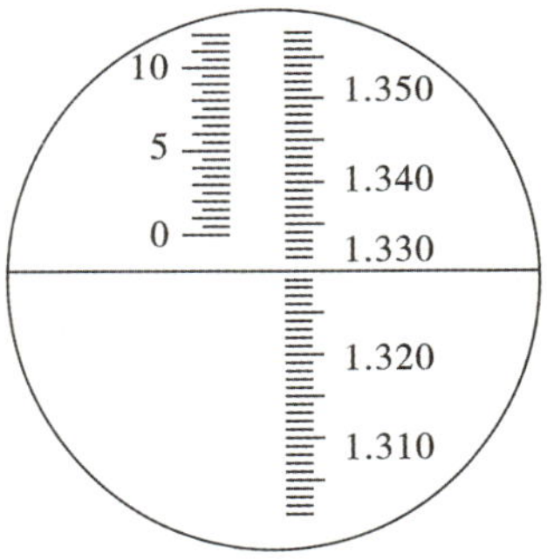

图 1-3-9 目镜下的视野及刻度盘读数

(三)阿贝折光仪的使用

1. 打开锁钮,使两块棱镜分开,并保持辅助棱镜水平,用滴管在其上面滴 2 ~ 3 滴丙酮(或乙醇),用专用的擦镜纸沿同一方向轻轻擦拭(不能来回擦,以防打毛棱镜),然后用擦镜纸擦拭测量棱镜。

2. 保持辅助棱镜水平,用滴管在其上面滴 2 ~ 3 滴待测液体,用锁钮把两棱镜锁在一起。

3. 调节反光镜，使视野明亮，然后调节棱镜的位置旋钮，改变入射角，使目镜中出现明暗区的分界线。若分界线模糊不清，有色带，则调节消色散旋钮，使色带消去，分界线清晰。

4. 再一次调节棱镜的位置旋钮，使目镜中明暗区的分界线刚好通过目镜中十字线的交点，从刻度盘上读出待测试样的折光率。

（四）阿贝折光仪的校正

仪器使用前都要进行校正，一般在实验室用二次蒸馏水做基准物质校正仪器的零点。步骤是：先将折光仪的两个棱镜中通入恒温水，然后按测定折光率的方法操作；所不同的是先调节棱镜的位置旋钮，把刻度盘的示值调为该温度下二次蒸馏水的标准值，再观察目镜，看明暗区的分界线是否通过十字线的交点，若没有通过十字线的交点则调整两镜筒间的调零螺丝，使明暗区的分界线通过十字线的交点即可。另一种方法是测定出二次蒸馏水的折光率，然后与其标准折光率值比较计算出差值。

（五）注意事项

1. 滴加液体时，胶头滴管的末端不能触及棱镜。
2. 滴加液体要适量，确保把棱镜均匀覆盖，不能留有气泡。
3. 擦镜时要用专用的擦镜纸（比较柔软）沿同一方向轻轻擦拭。
4. 测定易挥发试样时，操作要迅速，避免液体挥发，引起液体局部温度变化导致大的误差。
5. 对同一液体多次测定时，若不更换液体不需要再次擦镜。
6. 仪器使用完毕，应把棱镜擦拭干净。

六、旋光仪

旋光仪是用来测定物质旋光度的仪器。自然界中许多有机化合物，因其分子具有手性，能使平面偏振光的振动面发生旋转，称为旋光性物质。偏振光通过旋光性物质后，振动面旋转的角度称为旋光度，用 α 表示。使偏振光的振动面向右旋转的称为右旋性物质，用(+)表示；使偏振光的振动面向左旋转的称为左旋性物质，用(-)表示。测定物质的旋光度对于研究光学活性分子的构型及确定某些反应机制具有重要作用。旋光度是旋光性物质的特有属性，其大小除了与分子结构有关外，还与待测溶液的浓度、样品管的长度、测定时的温度、光源的波长及溶剂的性质等有关。为比较各种物质的旋光性能，规定：每毫升含 1 g 旋光性物质的溶液，放在 1 dm 长的样品管中，所测定的旋光度称为比旋光度，用 $[\alpha]$ 表示。比旋光度与旋光度的计算关系为：

$$[\alpha]_{\lambda}^{t} = \frac{\alpha}{cL}$$

式中 α 为测定的旋光度，c 为被测溶液的浓度（$g \cdot mL^{-1}$），L 为样品管的长度（dm），t 为测定时的温度，λ 为测定采用光的波长，常用的单色光波长是钠光灯 D 线（589.3 nm），可用“D”来表示。

测定旋光度的意义主要有两方面：其一是通过测定已知化合物溶液的旋光度，从文献查得其比旋光度，可计算其浓度；其二是将未知物配成已知浓度的溶液，测其旋光度，再计算其比旋光度，然后与文献值对照，可以鉴别未知物。

旋光仪的类型较多，但其主要构造及原理基本相同，现重点介绍实验室最常用的 WZX-2 型旋光仪。

（一）旋光仪的基本原理

1. 偏振光的产生　普通光源发出的光，在垂直于光的传播方向上都有振动，这种光称为自然光,或非偏振光;而只在一个方向上振动的光称为平面偏振光。让一束在各个方向上振动的普通光或单色光通过尼科耳(Nicol)棱镜(由两块光学透明的方解石粘合构成)时,尼科耳棱镜就像一个栅栏,只允许振动方向与其晶轴平行的平面偏振光才能通过,这样就得到一束平面偏振光,简称为偏振光,如图 1-3-10 所示。产生平面偏振光的棱镜称为起偏镜。

2. 偏振光的检验　要测定从起偏镜出来的偏振光在空间的振动平面,还需要一块检偏镜(尼科耳棱镜)与之配合使用。若起偏镜与检偏镜的光路相互平行,则偏振光能够全部通过检偏镜,在检偏镜后得到亮视场,如图 1-3-11(a)所示;若二者的光路相互垂直,则偏振光完全不能通过检偏镜,则得到暗视场,如图 1-3-11(b)所示。此时若在二者之间放置旋光性物质的溶液,则偏振光通过溶液后,其振动面将旋转一定角度 α,为了在检偏镜后面得到亮视场或暗视场,必须将检偏镜也相应旋转 α,检偏镜旋转的角度 α(有左右旋之分)即为旋光度。理论上可把亮视场或暗视场作为仪器的零点,但是由于人眼对亮、暗视场的感觉不甚灵敏,为提高测量的准确度,常利用三分视场来确定仪器的零点。

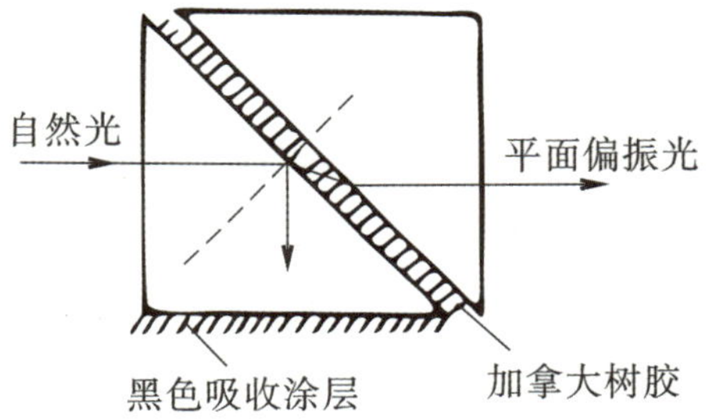

图 1-3-10　尼科耳棱镜产生偏振光

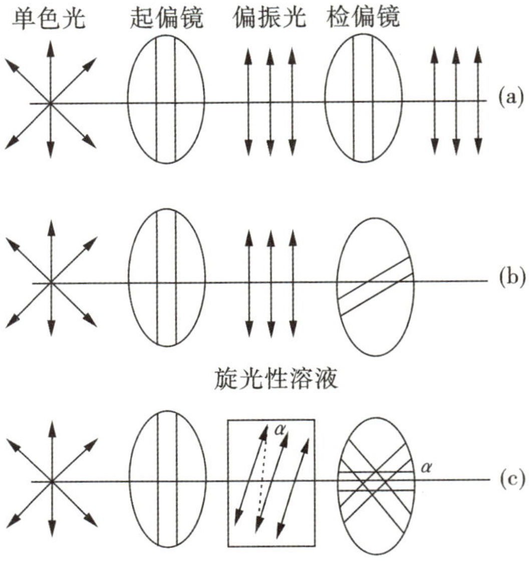

图 1-3-11　偏振光振动面的测定

三分视场的确定方法是:在起偏镜后面中部放置一个狭长的石英片(具有旋光性),其宽度约为起偏镜的 1/3,由于石英片具有旋光性,通过石英片的偏振光振动面被旋转了一个角度 φ (2°～5°),这样通过石英片和通过其两边检偏镜的偏振光成为两束振动方向不同的偏振光,如图 1-3-12 所示,图中 *OA* 表示通过石英片两边的偏振光,*OC* 表示通过石英片的偏振光,*OB* 表示检偏镜的光路方向。若转动检偏镜使其光路 *OB* 与偏振光 *OA* 垂直,则视场为图中(a)的情况;若 *OB* 与 *OC* 垂直,视场中将看到(b)的情况;若 *OB* 刚好处在 *OA*、*OC* 相交成两组对顶角的大角平分线上,则由于两束偏振光强度在光路 *OB* 方向的分量大小相等且最小,故视场如图(c),明亮程度均匀且最暗;若 *OB* 刚好位于小角的平分线上,则由于两束偏振光强度在光路 *OB* 方向的分量大小相等且最大,故视场如图(d),明亮程度均匀且最亮。因为人的视觉对明暗均匀与不均匀有较大的敏感性,故实验中选择视场(c)作为仪器的零视场,而(d)视场太亮,不易辨别三分视场的消失。视场(c)作为零视场刚好位于(a)与(b)视场之间,这样寻找零视场更方便。

3. 旋光度的测量　测量旋光性溶液的旋光度时,一般先把装有蒸馏水的样品管放入旋光仪,找到零视场,然后将待测旋光度的溶液放入旋光仪,再次找到零视场。检偏镜旋转的角度 α(有左右旋之分)即为旋光度,该旋转的角度可由刻度盘读出。

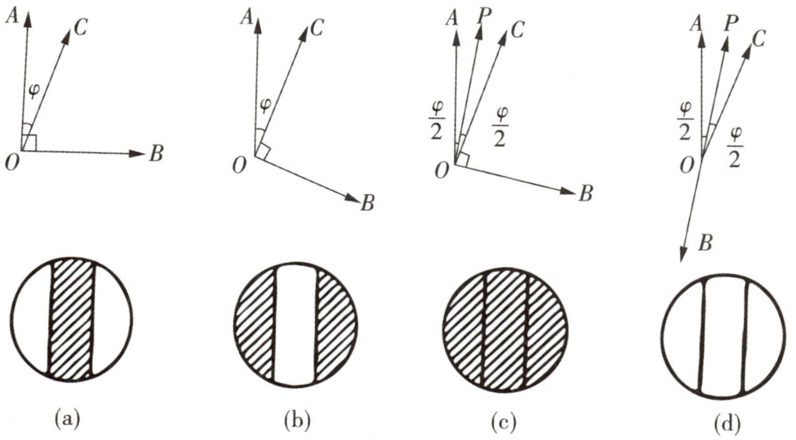

图 1-3-12　三分视场

（二）旋光仪的构造

图 1-3-13 为旋光仪的外形图，它主要由光源、起偏镜、检偏镜、刻度盘等构成，其构造示意图如图 1-3-14 所示。

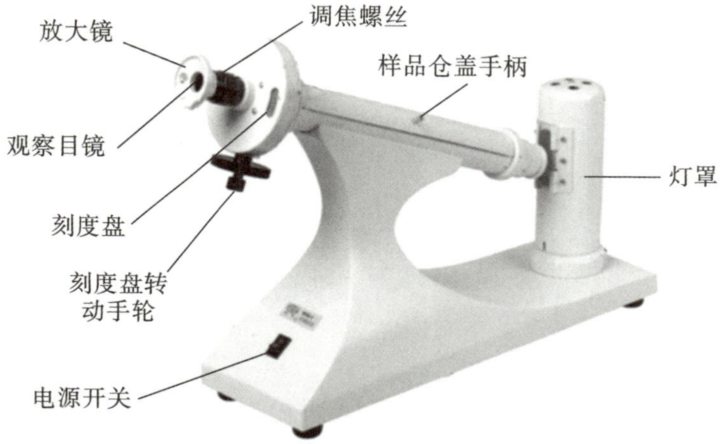

图 1-3-13　旋光仪的外形

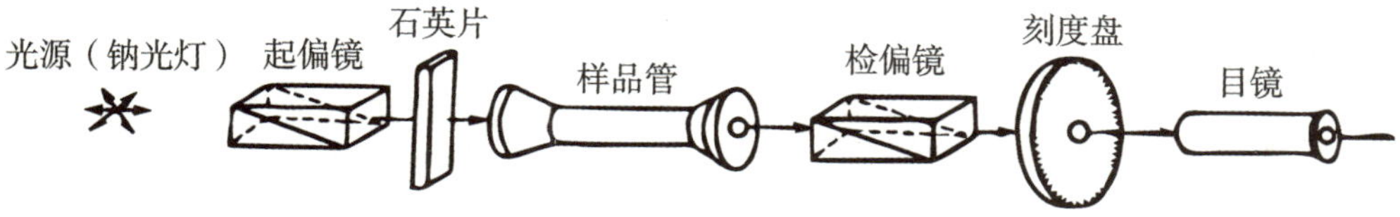

图 1-3-14　旋光仪的构造

（三）使用方法

1. 接通电源，开启开关预热 5 ~ 10 min，钠光灯发光正常后可开始测量。

2. 将样品管充满蒸馏水，盖好玻璃片，旋紧螺帽，检查样品管两端不漏水后，用滤纸擦干样品管，若样品管两端的玻璃片不干净，应用擦镜纸擦拭；装样时尽量避免气泡的产生，若有小气泡，应将其赶到样品管的球形膨大部分，使其不处在光路上。

3. 将样品管放入旋光仪，先调节目镜焦距使视场清晰，再调节刻度盘手轮，找到仪器的零视场，读取刻度值，重复操作 3 ~ 5 次，取平均值作为仪器的零点。

4. 在样品管中装入待测溶液（要润洗样品管 2 ~ 3 次，确保待测液浓度不变），放入旋光仪，再次转动刻度盘手轮找到零视场并读数，将读取的刻度值减去零点值，即为样品在该实验条件下的旋光度。

5. 旋光仪采用光学游标跳线对准的读数装置，如图 1-3-15 所示，具有对线方便，读数准确，测量精度高等优点。其还采用对称读数，以消除盘心偏差。刻度盘分成 360 格，每格读数为 1°，游标分 20 格，每格读数为 0.05°，刻度盘与检偏镜联动，可正确指示出检偏镜的旋转角度。读数时，先看游标的零刻度落在刻度盘上的位置，从刻度盘上读出整度数，再看游标尺上的哪条刻度线与刻度盘上的刻度线对齐，若从对齐的位置起数到游标尺的零刻度有 n 小格，则游标尺的读数为 $n \times 0.05$，刻度盘加游标尺读数即为旋光度。读数时，左右两刻度盘都要读，最后取平均值即可。

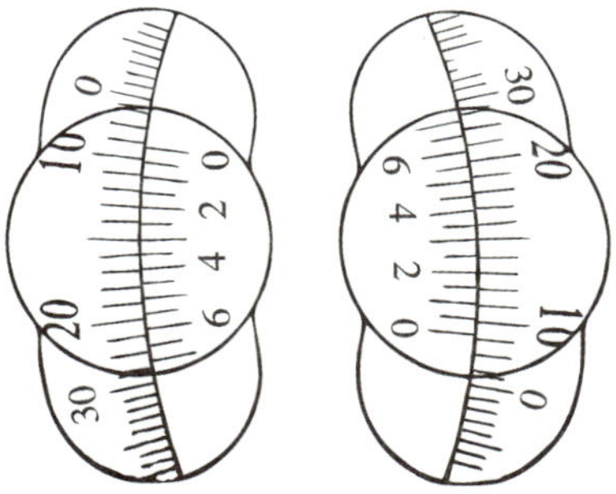

刻度盘上读数为 9.30°。

图 1-3-15　刻度盘读数

（四）注意事项

1. 仪器应放在空气流通、温度适宜的地方。

2. 使用前应预热 5～10 min，钠光灯管使用时间不宜超过 4 h；长时间使用时，应每 4 h 关熄 10～15 min，待冷却后再使用。

3. 放置样品管时，球形膨大端向上；样品管使用前后均应洗涤干净；使用时，样品管两端的玻璃片应用专用擦镜纸擦干，不能残留液体，以免带来较大偏差。

4. 使用完毕，应将仪器放入专用箱内，以防灰尘侵入。

七、离心机

离心机用于少量沉淀的沉降和分离，也可用于悬浊液、油类制品及生物制品的分离。离心分离常用的是电动离心机（图 1-3-16），离心机高速旋转时，受到离心力的作用，沉淀向离心试管的底部移动而聚集在管底的尖端，上面是澄清液。

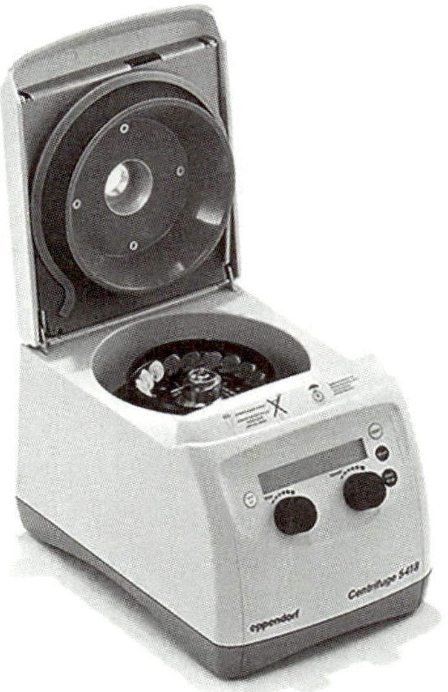

图 1-3-16　电动离心机

离心机的使用方法如下：

1. 离心机应放在平稳的台面上，以防离心机工作过程中由于高速旋转产生的震动使其滑落。

2. 离心机使用前应在离心套管底部放少许棉花或塑料泡沫，以防高速旋转时碰破离心试管。

3. 将装有待分离液体的离心试管放入离心机套管时，离心试管口应稍高于套管，在其对称的套管中放置装有与待分离溶液质量相同的蒸馏水试管，以确保离心机平衡。否则离心机高速旋转时会剧烈震动，损坏离心机或离心管。离心机可一次放多个离心试管，但都要对称放置。

4. 放好离心试管后，盖好盖子，由低转速挡开始，待转动平稳后逐渐切换到高速挡；若启动后发现离心机声音异常或猛烈震动，应立即停机检查。

5. 一般对于晶形沉淀分离时选用 1 000 $r \cdot min^{-1}$，离心 1～2 min，非晶形沉淀沉降较慢，可选择 2 000 $r \cdot min^{-1}$ 或更高转速，需离心 3～4 min。

6. 关机时应逐挡调低转速直至关闭，待离心机自行完全停止转动后，方可打开盖子，取出离心管。若离心机未完全停下，贸然打开盖子，由于离心机高速旋转会导致严重的事故发生。

八、恒温磁力搅拌器

恒温磁力搅拌器有多种型号，使用方法大同小异，下面仅介绍 85－2 数显恒温磁力搅拌器（图 1－3－17）的使用方法。

（一）使用方法

1. 将搅拌器放置平稳，关闭电源开关，将调速旋钮逆时针方向旋到底，接上电源线，插上电源。

2. 将装有溶液的烧杯放在加热盘中央，并放入一个磁子，将控温探头固定在搅拌器上，使其放到烧杯中，注意不能放到烧杯杯底影响磁子转动。

3. 打开电源开关，电源指示灯亮，并顺时针缓慢调节调速旋钮，使烧杯内的磁子达到所需要的转速。

4. 打开加热开关，设定所需的温度，绿灯亮表明加热盘工作，红灯亮表明停止加热盘工作，此时进入恒温状态。

5. 搅拌器使用完毕，应将电源开关、加热开关关闭，拔去电源，待冷却后清洁外表，妥善保管。

（二）注意事项

1. 搅拌时发现磁子跳动或不搅拌时，请切断电源检查一下烧杯底是否平，位置是否正。

2. 调速是由低速逐步调至高速，不能在高速位置直接启动，以免磁子不同步引起跳动。

3. 仪器应保持清洁干燥，严禁将溶液洒入机器内，以免损坏机件。

九、真空泵

许多化学实验中，都要用到真空泵，如减压抽滤、减压蒸馏、真空干燥等。体系的真空度通常是借助于真空泵抽出气体而得到。常见的真空泵有循环水泵、机械泵、油泵和扩散泵等，实验室最常用的是循环水真空泵（图 1－3－18），可以得到 101.325～1.33 kPa（1 kPa＝7.50 mmHg）的低真空度，若要得到更高的真空度可选用其他真空泵。

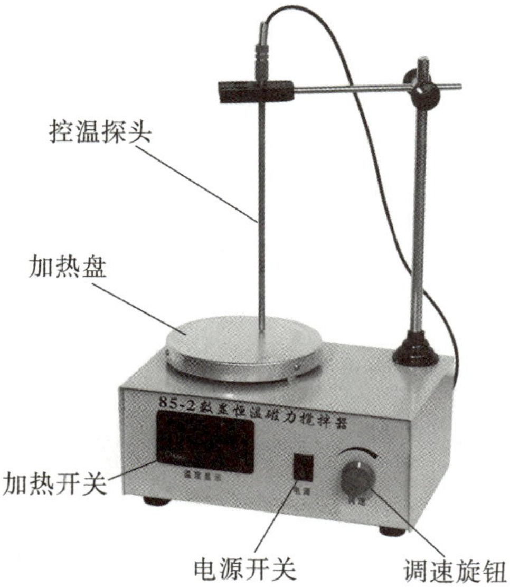

图 1－3－17　85－2 数显恒温磁力搅拌器

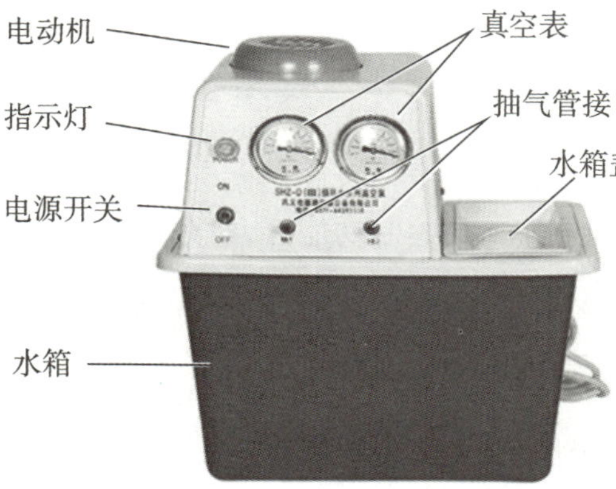

图 1－3－18　循环水真空泵

（耿明江）

第四章　基础实验技术与操作

学习目标

本章详细介绍了化学实验中常用的一些基本操作，旨在使学生熟悉相应仪器的使用方法、操作流程和注意细节，养成良好的行为规范，保证医用化学实验的顺利进行，减小实验中系统误差的产生。本章还介绍了化学结构式专业编辑软件 KingDraw（清笔）的使用方法，旨在使学生熟悉规范的化学结构式绘制方法。

一、化学结构式编辑软件 KingDraw（清笔）使用简介

KingDraw（清笔）是一款国产、绿色、专业的化学结构式编辑软件，它支持手机、Pad、Windows 等多平台运行（均可通过其官网 http://www. kingdraw. cn 下载），可以实现一键同步。它可编辑绘制各类分子式、结构式、方程式、轨道、立体图形等，并能对图形进行编辑、翻转、旋转、缩放、复制、粘贴、存储等多种操作。用它绘制的图形可以直接复制粘贴到 Word、PowerPoint 等软件中使用。目前版本拥有 AI 图像识别、智能手势绘制、智能美化、实时 3D 建模、化学结构式搜索、化学属性分析、化合物百科查询、快速分享等多种功能。也可以对给定结构的化合物命名，给出该化合物的 IUPAC 名称；其手机版还支持将化合物名称直接转化成结构式，省去了绘图的麻烦。

下面就通过对有机化合物结构式、化学反应式的绘制及 3D 建模等实例来熟悉 KingDraw APP 的使用。该 APP 除了可以在其官网下载外，也可通过手机应用市场下载安装。

（一）有机化学分子结构的绘制

乙酰水杨酸（阿司匹林）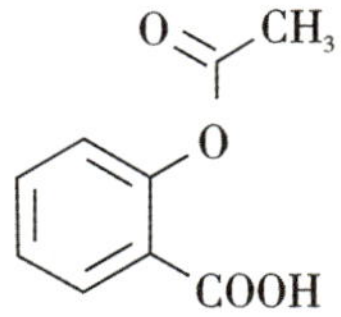的绘制步骤如下。

1. 打开 APP，在“结构式”菜单中点击“+”新建一个空白绘图画板。

2. 在画板下方的绘制功能区，找到并点击苯环模型“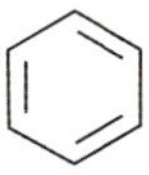”，然后在画板中的适当位置上点击，即可绘制一个苯环（KingDraw 主界面为纵向排版，画板界面默认为横向排版，所以在进入画板界面后，手机界面会调整为横向）。

3. 选中绘制功能区中的单键“＼”，在圆点处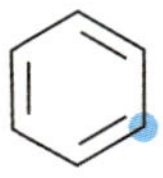点击一下绘制出一个单键；再在苯环的邻位绘制出另一个单键，并用同样的方法绘制其他单键，如图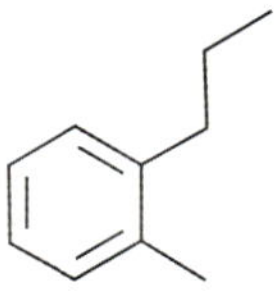。如果画错了，可以通过画

板上部功能区的橡皮擦“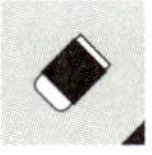”功能擦除掉,或通过撤销键撤销。长侧链也可通过长链工具“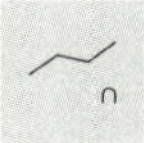”拖动绘制。

4. 长按绘制功能区中的“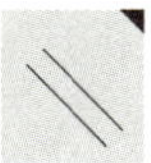”,在弹出的多种双键样式中选择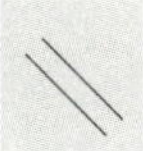,绘制双键,如图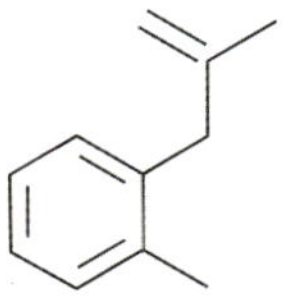。双击单键也可以绘制出一个双键。

5. 在画板左侧元素选择区,找到并选中“C”原子,在长侧链的链端点击一次即绘制出一个甲基;再选中“O”,然后在长侧链上需要输入元素的地方各点击一次,如图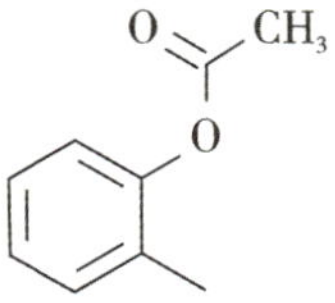

。短侧链 COOH 的绘制有两种方法:一种是,在画板右侧点按基团绘制工具“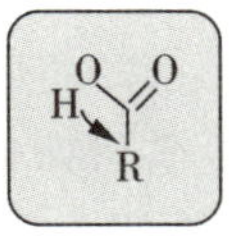

”,在弹出的常用基团列表中上下滑动找出并选中“COOH”,在要输入的位置点击一次即可。另一种是,先在下方绘制功能区中选中文本工具“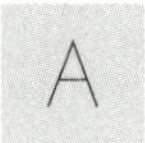

”,在需要输入的位置点击一次,然后在弹出的窗口内输入相应的字母“COOH”,并按“确定”键,即可得到乙酰水杨酸的结构式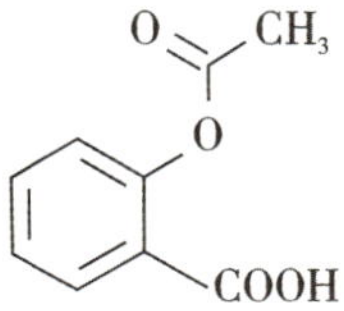

。如果需要调整或更改字体、字号、粗细、斜体、上下标等,也需要通过文本工具进行更改,目前版本西文字体仅支持 Arial, Times New Roman, Symbol 三种字体。

6. 如果需要将绘制好的结构式导出到微信、QQ 等其他平台界面,或者 Word、WPS 等文档中,可以通过功能区的“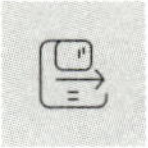”设置另存为 jpg 或 png 格式;也可以通过点击上方工具栏中的“”打开更多工具,选择其中的“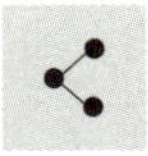”分享功能将其另存为图片;还可以通过框选工具“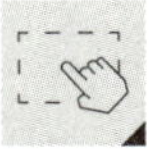”,选中相应的结构式,然后长按将其保存为图片。在相册中找到刚刚保存的结构式图片,导入到相应位置即可。

另外,通过工具栏中的更多工具,选择“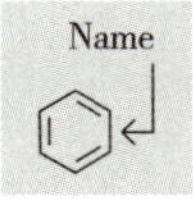

”功能,在弹出窗中输入化合物的 IUPAC 名称,如“2-acetyloxybenzoic acid”,确定后画板上即生成阿司匹林的结构式。或者通过更多工具中的“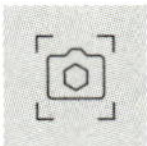”功能,对印刷品上的结构式进行拍照,界面内的结构式可有选择的转换到画板上。也可以在“工作站”界面,点击“化合物百科”(图 1-4-1),进入搜索界面,KingDraw APP 支持中/英文名称、分子式、CAS 号、IUPAC 名称等多种方式的搜索;在化合物详情页面,通过结构式图片下方的“下载结构式”，相应结构式会直接显示到画板上。

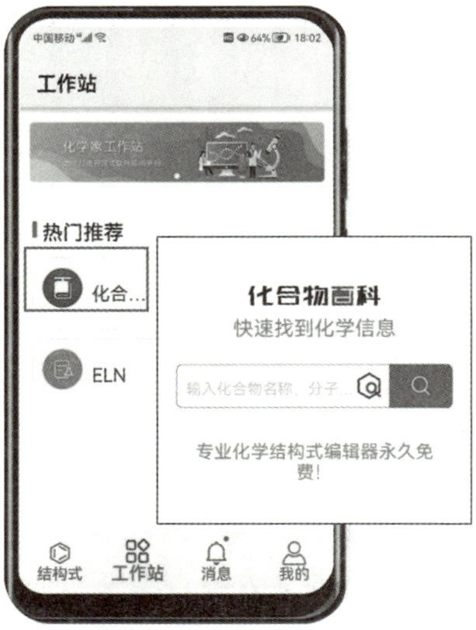

图 1-4-1　KingDraw APP 的工作站及化合物百科搜索界面

同样，对于确定的结构式，不知如何对其命名时，可以先在画板的空白处绘制出该结构式，在“更多工具”中先使用框选工具选中它，再通过结构式转名称功能“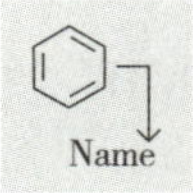”，结构式的下方就会出现该化合物的英文名称（图 1-4-2）。

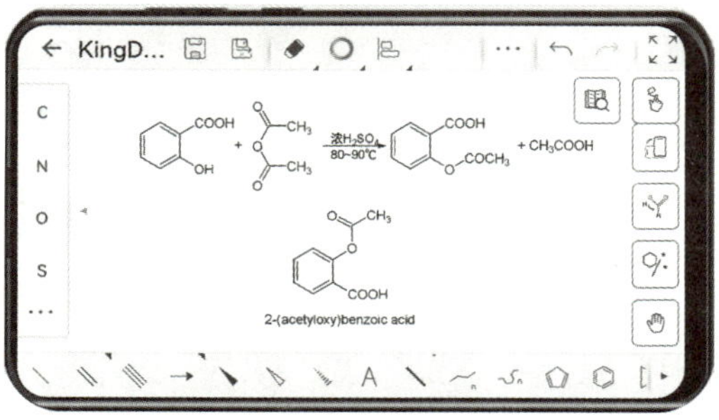

图 1-4-2　KingDraw APP 工作界面及结构式和反应式的绘制

（二）有机反应式的绘制

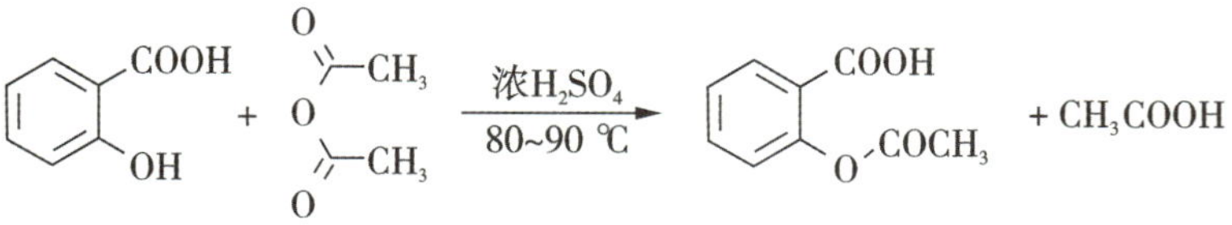

有机化学反应式中反应物与生成物的结构式绘制方法和步骤，与前面有机化合物结构式绘制的方法是一样的。绘制化学反应式（如上式）时，仅多出反应条件的输入和各图式的对齐设置。

1. 长按绘制工具中的箭头工具“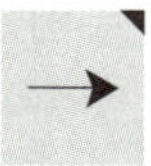”，选中文本箭头“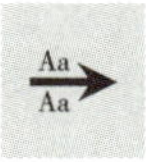”，再选“文本工具”并点击箭头上方的“Text”修改为要输入的内容“浓 H_2SO_4”。输入 H_2SO_4时要注意下标，也可用“自动识别下

标”功能。再用同样的方法将箭头下方的“Text”修改为“80 ~ 90 ℃”。也可以选用实心箭头“ → ”结合文本工具，完成反应条件的输入。

2. 完成输入后，用框选工具把反应物和产物的结构式、反应条件的文本和箭头等拖动、调整至最佳位置，也可运用对齐工具“ 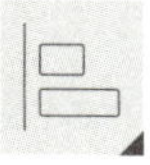 ”中的各种对齐功能实现自动对齐。通过双指捏合的方式可以调整画板显示比例。乙酰水杨酸的合成反应式如图 1-4-2 所示。

(三)3D 立体结构的观察

KingDraw 可以方便快速地将化学结构式转化为 3D 球棒模型。仍以乙酰水杨酸的分子为例：

1. 绘制其结构式。

2. 在更多工具中选择其中的 3D 转换功能“ 3D ”。经系统短暂运算后，即进入 3D 球棍模型展示界面。展示界面右下角“ ··· ”中有“显示氢”和“自动旋转”设置开关，可以选择是否在 3D 模式中展示 H 原子或 3D 模型是否旋转。如图 1-4-3 所示。

3. 目前版本的 KingDraw 3D 界面提供有比例模型、棒状模型和球棍模型等 3 种展示样式。

4. 在展示界面，可以通过单指滑动、双指平行滑动、双指捏合等操作调整或移动展示画面。

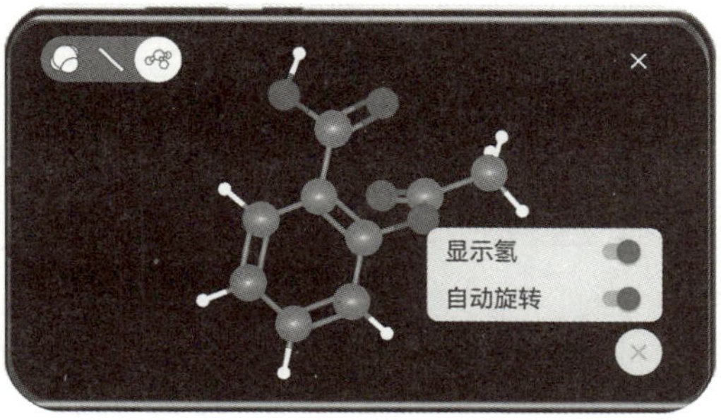

图 1-4-3　KingDraw APP 的 3D 球棒模型展示界面

二、化学试剂及其规格

实验室常用的化学试剂的规格是以其中所含杂质多少来划分的，一般可分为 4 个等级，其等级和适用范围见表 1-4-1。

表 1-4-1　试剂的等级和适用范围

级别	名称	英文名称	符号	适用范围	标志标签
一级品	保证试剂（优级纯）	Guaranteed reagent	G. R.	纯度高，用于精密分析工作	绿色
二级品	分析试剂（分析纯）	Analytical reagent	A. R.	纯度仅次于一级品，适用于多数分析工作	红色
三级品	化学纯	Chemical pure	C. P.	纯度稍差于二级品，用于一般化学实验	蓝色
四级品	实验试剂（实验纯）	Laboratory reagent	L. R.	纯度较低，适用于实验辅助试剂	黄色

此外,还有各种专门用途的试剂,如基准试剂(primary standards reagent,P. T.)、生化试剂(biochemical reagent,B. R.)、光谱纯试剂(spectrography reagent,S. P.)和色谱纯试剂(chromatography reagent,G. C. 或 L. C.)等。基准试剂的纯度相当于或高于优级纯,主要用作滴定分析中的基准物质,也可用于直接配制标准溶液。生化试剂适用于生物化学及医学化学实验。光谱纯试剂和色谱纯试剂可分别作为光谱分析和色谱分析,但不能当作滴定分析的基准物质使用。

要根据所做实验的具体情况,使用相应级别的试剂,一般情况使用化学纯即可。如果现有试剂的纯度不能满足某种实验的要求,应将试剂提纯后再使用,或者更换纯度较高的试剂。

根据要求,固体试剂装在广口试剂瓶中,液体试剂装在细口试剂瓶或带有滴管的滴瓶中,每个试剂瓶都贴有标签,以标明试剂的名称、纯度或浓度和配制日期。

三、玻璃器皿的洗涤

化学实验中常常会用到各种玻璃器皿。洗涤玻璃器皿不仅是实验前的准备工作,也是贯穿实验过程的一项技术性的工作。不干净的玻璃器皿不仅影响实验效果,而且关系到实验结果的精密度和准确度,甚至使实验结果出现重大差错。因此,在化学实验中使用的玻璃器皿必须洗涤干净。

洁净的玻璃器皿应该内外清洁透明,内壁附着均匀水膜,无聚成的水滴,无水流的条纹。

洗涤玻璃器皿要根据实验的要求、污物的性质和沾污的程度来选用合适的洗涤剂。实验室常用玻璃器皿的洗涤方法如下。

(一)一般玻璃仪器的洗涤方法

1. 用自来水洗涤　自来水可洗去仪器上的尘土和可溶于水的污物。洗涤时器皿内盛 1/3 ~ 1/2 的清水,用大小合适的刷子洗刷器皿,洗涤 2 ~ 3 次。器皿壁的污垢除去后,再用清水冲洗几次。

2. 用去污粉或碱液洗涤　去污粉的主要成分是苏打(Na_2CO_3)、小苏打($NaHCO_3$)及白土、细砂等添加物。其水溶液均呈碱性,可洗去自来水难以洗去的油污或有机物。有时也可用热的碱液或适当的有机溶剂洗涤。

具体方法:在湿的器皿中放入少量去污粉,先用刷子刷洗,后用水冲洗。如器皿上沾有大量油脂,则可把热的碱液倒入容器,浸泡一段时间(此时不能用刷子刷洗)后把碱液倒出,再用清水冲洗,直到残留的碱液全部洗去为止。

3. 用铬酸洗液洗　铬酸洗液有很强的氧化性和酸性,对有机物和油污去除能力特别强。使用前应把玻璃器皿上的污物尽量除去,倾去里面的水,然后倒入洗液,使仪器倾斜并慢慢转动,让洗液充分润湿不干净的内壁。数分钟后把洗液倒回原瓶,最后用自来水冲洗。若污物为黏在内壁的炭化残渣,可加入少量洗液,浸泡一段时间后再在火焰上均匀加热,直至洗液开始冒气泡,这时炭化残渣被氧化即可除去。将用过的少量洗液弃去,不要倒回原瓶。

铬酸洗液的配制:把 30 g 研细的重铬酸钾加于 1 000 mL 水中,加热使其溶解,冷却后在不断搅拌下慢慢地注入 800 mL 工业浓硫酸。配好的洗液为深褐色。

4. 用浓盐酸洗涤　用铬酸洗液洗过之后,如仪器上还有污物(大多数是具有氧化性的物质),可用浓盐酸洗涤,洗涤方法与用碱液洗涤相同。

5. 用草酸溶液洗　玻璃仪器盛过高锰酸钾溶液后,往往残留一层二氧化锰,可用 5% 草酸溶液(加少量盐酸酸化)洗去。

6. 用有机溶剂洗涤　胶状或焦油状的有机残留物黏附在瓶壁,如用上述方法不能洗净,可选工业用的有机溶剂如乙醇、丙酮、乙醚或四氯化碳等浸泡除去。浸泡时要加塞子,以免溶剂挥发,同时不能接触明火。

玻璃器皿用上述方法洗涤后,还要用蒸馏水洗涤 2 ~ 3 次。

(二)带有精确刻度的玻璃器皿的洗涤方法

容量瓶、吸管、滴定管等带有精确刻度的器皿,常用来准确移取一定体积的液体。为了保证这类玻璃器皿容积的准确性,洗涤时不宜用刷子刷洗,应选用适当的洗液(通常用铬酸洗液)来洗,具体方法如下。

1. 吸管(移液管和吸量管)的洗涤　为了使量出的溶液体积准确,要求管内壁和下部的外壁不挂水珠。先用自来水冲洗,再用洗耳球吹出管内残留的水,然后将吸管管尖插入洗液瓶内,再用洗耳球将洗液缓缓吸入移液管球部或吸量管全管约1/4处,用右手示指堵住吸管上口,将吸管横置,左手托住没沾洗液的下端,右手指松开,平转吸管,使洗液润洗内壁,然后将洗液由下口放回原瓶,再用自来水充分冲洗,最后用少量蒸馏水冲洗内壁2~3次即可。

2. 容量瓶的洗涤　先用自来水冲洗内壁,倒出水后,内壁如不挂水珠,即可用少量蒸馏水洗涤2~3次备用,否则必须用洗液洗。用洗液之前,将瓶内残留的水倒出,装入少量洗液,转动容量瓶,使洗液洗涤内壁后,稍停一会儿,将其倒回原瓶,用自来水充分冲洗,最后再用少量蒸馏水冲洗2~3次即可。

3. 滴定管的洗涤　滴定管分为酸式滴定管和碱式滴定管两种类型。一般用自来水冲洗,零刻度以上部位可用毛刷蘸洗涤剂刷洗,零刻度线以下部位如不干净,则不能用刷子刷洗,可用洗液洗(碱式滴定管应除去乳胶管,用橡胶头将滴定管下口封住)。少量的污垢可装入10 mL洗液,双手平托滴定管的两端,不断转动滴定管,使洗液润洗滴定管内壁,操作时管口对准洗液瓶口,以防洗液外流。洗完后,将洗液分别由两端放出。如果滴定管太脏,可将洗液装满整根滴定管浸泡一段时间。为防止洗液漏出,在滴定管下方可放一烧杯。最后用自来水、蒸馏水洗净。

另外,分光光度法中所用的比色皿,是用光学玻璃制成的,也不能用毛刷刷洗,通常用合成洗涤剂或(1∶1)硝酸洗涤后,再用自来水冲洗干净,然后用蒸馏水冲洗2~3次。

4. 注意事项

(1)用碱液、浓盐酸或铬酸洗液洗涤仪器时,由于这些洗涤液具有很强的腐蚀性,切勿使洗涤液溅在衣服、皮肤或桌子上,可戴橡胶手套进行取用和洗涤操作。如不慎沾染皮肤,应立即用大量清水冲洗。用这些洗液洗涤仪器时不能用刷子刷洗。

(2)装铬酸洗液的瓶子应随时盖上瓶塞,防止洗液吸水,降低去污能力。

(3)仪器避免使用肥皂洗涤,更不能将肥皂与酸性洗涤液混合使用,否则生成的硬脂酸将黏在器壁上很难洗净。

(4)洗净的仪器内壁不应用布或滤纸擦拭,以免器壁上黏附纤维或油垢造成再次污染。

四、加热与干燥

(一)加热方法

1. 直接加热　若实验中被加热的液体在较高温度下性质稳定、不易燃烧,可以把盛有待加热液体的容器直接用酒精灯等进行加热。实验室常用于直接加热的玻璃器皿,如烧杯、烧瓶、蒸发皿、试管等,能承受一定的温度,但不能骤冷骤热,因此在加热前必须将器皿外的水擦干,加热后也不能立即与潮湿的物体接触。

(1)试管加热　一般试管可用于液体或固体的直接火焰加热(图1-4-4),加热时应注意以下几点:①应该用试管夹夹住试管的中上部。②加热液体时,试管口应稍微向上倾斜,管口不要对着人,以防液体喷出将人灼伤。③应使液体各部分受热均匀。先加热液体的中上部,再慢慢往下移动,然后不时地摇动试管,以免由于局部过热、蒸气骤然产生将液体喷出管外,或因受热不均使试管爆裂。④加热固体时,试管口应稍微向下倾斜(图1-4-5),以免凝结在试管口处的水珠回流到灼热的试管底部,使试管破裂。加热固体的试管可以用试管夹或用铁架台固定起来加热。

(2)烧杯、烧瓶、蒸发皿的加热　用烧杯、烧瓶和蒸发皿等这些玻璃器皿加热液体时,器皿要放在石棉网上,否则会因受热不均而破裂。

2. 热浴间接加热　当被加热的物体需要受热均匀,而且受热温度又不能超过一定限度时,可根据具体情况,选择特定的热浴间接加热方法,见表 1-4-2。

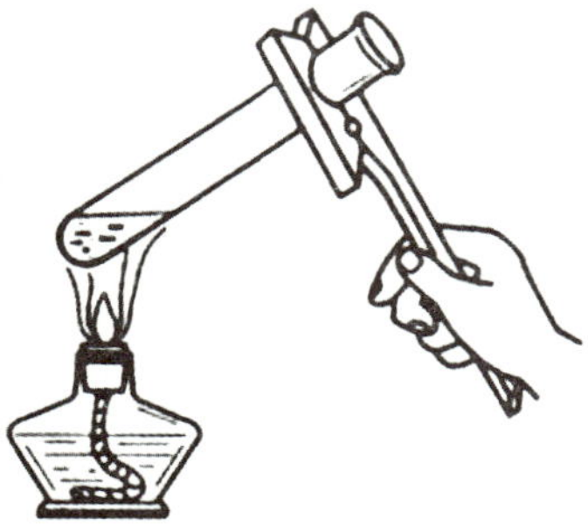

图 1-4-4　试管中加热液体

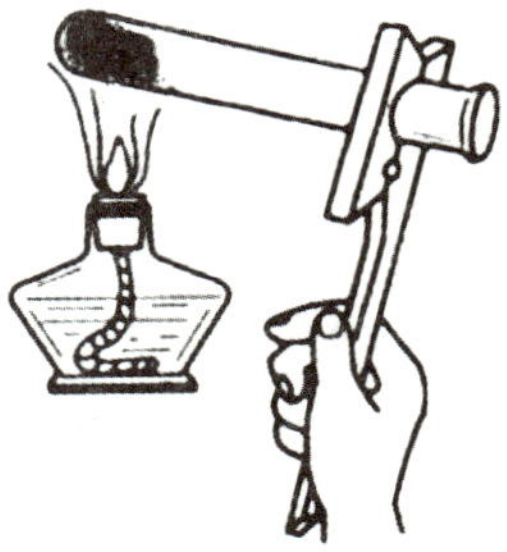

图 1-4-5　试管中加热固体

3. 固体物质的灼烧　将固体物质加热到高温以达到脱水、分解或除去挥发性杂质、烧去有机物等目的的操作称为灼烧。灼烧的方法是将固体放在坩埚中,直接用燃气灯加热,或置于高温电炉中按要求的温度进行加热。

表 1-4-2　常用热浴加热

类别	内容物	容器	使用温度范围	注意事项
水浴	水	烧杯、恒温水浴锅及其他容器	≤95 ℃	内容物若使用各种无机盐饱和的水溶液则沸点可升高
水蒸气浴	水	蒸汽水浴锅	200 ~ 300 ℃	
油浴	各种植物油、有机硅油	铜锅及其他	100 ~ 250 ℃	加热到 250 ℃以上时,冒烟及着火,油中切勿溅水,内容物加热后被氧化易凝固
沙浴	沙	铁盘	≤400 ℃	
盐浴	如硝酸钾和硝酸钠的等量混合物	铁锅	220 ~ 680 ℃	浴中切勿溅水,浴后将盐保存于干燥器中

(二) 干燥仪器及其使用方法

1. 玻璃干燥器　玻璃干燥器(图 1-4-6)的盖子和器体口均为磨口,为了保证干燥器密闭性,在磨口处均匀地涂上一层凡士林。干燥器中带孔的圆板将干燥器分为上、下两室,上室放被干燥的物品,下室放干燥剂。干燥剂不宜过多,约占下室的一半即可,否则可能沾污被干燥的物品。不同的干燥剂具有不同的蒸气压,常根据被干燥物的性质选用合适的干燥剂,最常用的干燥剂有硅胶、氧化钙、无水氯化钙、浓硫酸等。硅胶[最适合的吸湿环境为室温(20 ~ 32 ℃),高湿度(60% ~ 90%)]能吸水也能吸收残余的有机溶剂,是最常用的玻璃干燥器的干燥剂。

开启干燥器时,左手扶住干燥器,右手握住盖上圆球,向前推开干燥器盖,不可上提,见图 1-4-6a。搬动干燥器时务必按图 1-4-6b 的方式,以防盖子滑落打碎。

玻璃干燥器干燥比较温和而且彻底。常用来保存易潮解的药品;对于经过高温灼烧干燥的物品为防止其吸水也需放置在干燥器中冷却至室温。如经高温灼烧后的坩埚,必须放在干燥器中冷却至室温,才能用天平称重,若直接放在空气中冷却,会吸收空气中的水蒸气而影响称量结果。

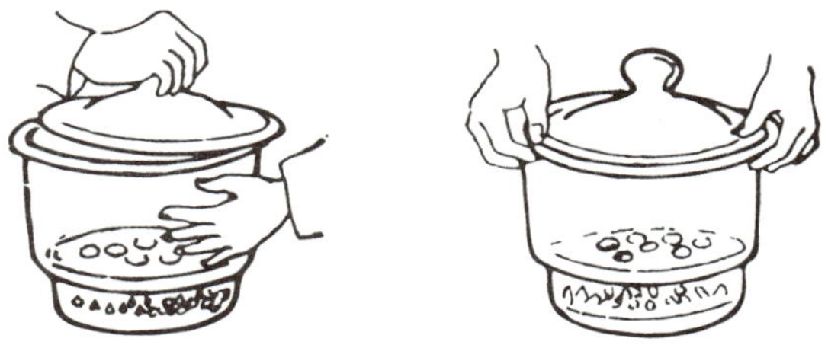

a. 开启方法　　b. 搬动方法

图 1-4-6　玻璃干燥器的使用方法

2. 烘箱　烘箱(又称电热恒温箱)是实验室最常用的干燥、加热设备,用于室温至 300 ℃范围内的恒温烘焙、干燥、热处理等操作。烘箱是利用电热丝隔层加热使物体干燥的设备,按照结构和加热方式的不同可分为普通电热恒温干燥箱、电热鼓风干燥箱和真空恒温干燥箱等。每一种类型的烘箱又有大小不同的型号。烘箱的种类很多,但结构基本相似,一般由箱体、电热系统和自主恒温控制系统 3 部分组成。

烘箱主要用于干燥玻璃仪器或烘干无腐蚀性、无挥发性、热稳定性较好的化学药品。

使用方法:①当物品放进箱内后,将玻璃门与外门关上。②接通电源,开启选温开关,挡位一般为使用温度为 100 ℃以下时开一挡,100 ℃以上开二挡,150 ℃以上开三挡,200 ℃ 以上开四挡,达到使用温度后开一挡或二挡。③开启加热开关,将控温旋钮顺时针旋至需要的温度(调节刻度牌上的刻度仅作参考),此时红色指示灯亮,表示开始加热(若是鼓风干燥箱,可同时开启鼓风开关)。待红灯灭,绿灯亮,表示加热停止。待红、绿灯均自动熄灭,黄灯亮起,表示恒温。如需较为准确的加热温度,就要根据箱顶温度计温度的高低将控温旋钮反复调整至所需温度。

注意事项:①不可烘易燃、易爆、有腐蚀性的物品。②一般玻璃仪器应先将水沥干后,才能放入烘箱。要从上往下依次放入,仪器口朝上,以免上面的水滴流到下面烘热的仪器上使其炸裂。温度一般控制在 100 ~ 110 ℃。③操作人员必须经常照看,不能长时间离开。

3. 电热真空干燥箱　电热真空干燥箱是在真空条件下对物品进行干燥和热处理的,可提供 133 Pa 真空度,温度控制范围:50 ~ 200 ℃(温度波动度≤±1.0 ℃)。在真空下进行加热干燥有以下优点:①加热所需温度低。②避免物品干燥时被空气中物质氧化。③干燥过程中避免空气尘埃破坏。

使用方法:①用真空胶管将真空箱抽气嘴与真空泵连接。②将被干燥的物品放入工作室,箱门关上并将门锁锁紧。③开启电源开关,接通设备电源,然后开启真空开关并接通真空泵的工作电源,真空泵开始工作,当真空表指示值达到-0.1 MPa(真空度 133 Pa)时,再继续抽真空 20 min 后,将真空开关关闭,再切断真空泵的工作电源,使真空箱的工作室内保持真空状态。④将温度调节仪的温度设定在所需工作温度上,开启加热开关,工作室即可加热升温。⑤物品欲取出时,先开启充气开关,使空气徐徐放入工作室内,待真空表指示值为 0 时再将箱门打开即可。

注意事项:①可燃性和挥发性的化学物品切勿放入箱内。②如在使用过程中出现异常、气味、烟雾等情况,请立即关闭电源,由专业人员查看修理。③箱壁内胆和设备表面要经常擦拭,以保持清洁,增加玻璃的透明度。请勿用酸、碱或其他腐蚀性溶液来擦拭外表面。④设备长期不用,应拔掉电源线以防止设备损伤。并应定期(一般一季度)按使用条件运行 2 ~ 3 d,以驱除电器部分的潮气,避免损坏有关器件。

五、溶液配制

溶液的配制是实验工作中最基本的操作。化学实验中常配制的溶液有一般溶液、标准溶液和缓冲溶液等。

（一）一般溶液的配制

一般溶液的配制分3步：一是计算，根据要求计算出所需溶质和溶剂的量；二是称量，根据要求选择适当的仪器称量或量取试剂，将样品置于烧杯中；三是溶液配制，先用适量溶剂溶解，再稀释至所需体积。

1. 配制方法　根据不同情况，具体有以下3种方法。

（1）直接水溶法　对易溶于水而不发生水解的固体试剂，例如 NaOH，$H_2C_2O_4$，KNO_3，NaCl 等，配制其溶液时，可用托盘天平称取一定量的固体于烧杯中，加入少量蒸馏水，搅拌溶解后稀释至所需体积，再转移入试剂瓶中。

（2）介质水溶法　对易水解的固体试剂如 $FeCl_3$，$SbCl_3$，$BiCl_3$ 等，配制其溶液时，先加入适量一定浓度的酸（或碱）使溶质溶解，再以蒸馏水稀释，摇匀后转入试剂瓶。

对在水中溶解度较小的固体试剂，在选用合适的溶剂溶解后，稀释，摇匀转入试剂瓶。例如固体 I_2，可先用 KI 水溶液溶解。

（3）稀释法　对于液态试剂如 HCl，H_2SO_4，HNO_3，HAc 等，配制其稀溶液时，先用量筒量取所需量的浓溶液，然后用适量的蒸馏水稀释。配制 H_2SO_4 溶液时需特别注意，应在不断搅拌下将浓 H_2SO_4 缓慢地倒入盛水的容器中，切不可将操作顺序颠倒。

2. 注意事项　在配制溶液时要注意以下事项。

（1）配制溶液时应根据对纯度和浓度的要求选择不同等级的试剂，不要超规格使用以免浪费。

（2）由于试剂溶解时常伴有热效应，溶解操作一定要在烧杯中进行，并用玻璃棒搅拌，但搅拌不能太剧烈，更不能使搅拌棒触及烧杯内壁。试剂溶解时若有放热现象，或以加热促进试剂溶解，一定要等溶液冷却至室温后，再转入试剂瓶或定量转移到容量瓶中。

（3）配制饱和溶液时，所用溶质的量应稍多于计算值，加热促使其溶解，待冷却至室温并析出固体后即可使用。

（4）对于易氧化、易水解的盐，如 $SnCl_2$，$FeSO_4$，不仅要防止其水解，同时溶液配好后还要加入相应的纯金属如锡粒、铁钉等，以防其因被氧化而变质。另外，一些易被氧化、还原的试剂，常在使用前临时配制或采取措施防止氧化或还原。

（5）易侵蚀或腐蚀玻璃的溶液，不能盛放在玻璃瓶内，如氟化物应保存在聚乙烯瓶中，氢氧化钠应保存在带橡皮塞的玻璃瓶中或最好盛放在聚乙烯瓶中。

（6）配制指示剂溶液时，要根据指示剂的性质，采用合适的溶剂，必要时还要加入适当的稳定剂，并注意其保存期。配好的指示剂一般储存于棕色的试剂瓶中。

（7）配好的溶液必须标明药品名称、浓度、配制日期，标签应贴在试剂瓶的中上部。经常并大量使用的溶液，可先配制成浓度是使用浓度10倍的储备液，需要时取储备液稀释10倍即可。

以上注意事项不仅适用于一般溶液的配制，对于标准溶液和缓冲溶液同样适用。

（二）标准溶液的配制

标准溶液是指已知准确浓度的溶液。其配制方法有两种：直接法和间接法（标定法）。

1. 直接法　用分析天平准确称取一定量的基准物质，溶于适量的水中，再定量转移到容量瓶中，用水定容至刻度。根据称取试剂的质量和容量瓶的体积，计算它的准确浓度。

能用于直接配制或标定溶液的物质称为基准物质。作为基准物质必须具备下列条件：①物质的组成与化学式完全符合，若含结晶水，其含量也应与化学式相符。②物质的纯度足够高，一般要求纯度在99.9%以上。所含杂质不影响滴定反应的准确度。③性质稳定，在保存或称量过程中其组成不变。④试剂最好具有较大的摩尔质量，这样称量相同物质的量时质量较大，从而可减小称量误差。⑤参加滴定反应时，应按反应式定量进行，没有副反应。

常用的基准物质及干燥条件见表 1-4-3。

表 1-4-3　常用基准物质及其干燥条件

基准物质		干燥后的组成	干燥条件	标定对象
名　称	化学式			
无水碳酸钠	Na_2CO_3	Na_2CO_3	270 ~ 300 ℃	酸
十水合碳酸钠	$Na_2CO_3 \cdot 10H_2O$	Na_2CO_3	270 ~ 300 ℃	酸
硼砂	$Na_2B_4O_7 \cdot 10H_2O$	$Na_2B_4O_7 \cdot 10H_2O$	放入装有 NaCl 和蔗糖饱和溶液的干燥器中	酸
二水合草酸	$H_2C_2O_4 \cdot 2H_2O$	$H_2C_2O_4 \cdot 2H_2O$	室温空气干燥	碱或 $KMnO_4$
邻苯二甲酸氢钾	$KHC_8H_4O_4$	$KHC_8H_4O_4$	105 ~ 110 ℃	碱或 $KMnO_4$
重铬酸钾	$K_2Cr_2O_7$	$K_2Cr_2O_7$	140 ~ 150 ℃	还原剂
溴酸钾	$KBrO_3$	$KBrO_3$	150 ℃	还原剂
碘酸钾	KIO_3	KIO_3	130 ℃	还原剂
草酸钠	$Na_2C_2O_4$	$Na_2C_2O_4$	130 ℃	氧化剂
三氧化二砷	As_2O_3	As_2O_3	室温干燥器中保存	氧化剂
锌	Zn	Zn	室温干燥器中保存	EDTA
氧化锌	ZnO	ZnO	800 ℃	EDTA
氯化钠	NaCl	NaCl	500 ~ 600 ℃	硝酸银
苯甲酸	$C_7H_6O_2$	$C_7H_6O_2$	硫酸真空干燥器中干燥至恒重	CH_3ONa
对氨基苯磺酸	$C_6H_7O_3NS$	$C_6H_7O_3NS$	120 ℃	$NaNO_2$

2. 间接法(标定法)　许多化学试剂由于它们的纯度或稳定性不够等原因，不能用直接法配制标准溶液。可先将它们配成近似浓度的溶液，然后再用基准物质或其他已知浓度的标准溶液进行标定，这种配制标准溶液的方法称为间接法或标定法。

需要注意的是：储存的标准溶液，由于水分蒸发，水珠凝于瓶壁，使用前应将溶液摇匀。如果溶液浓度有了改变，必须重新标定。对于自身性质不稳定的溶液应定期标定。

(三)缓冲溶液的配制

缓冲溶液是指加入少量的强酸、强碱或适度稀释或浓缩后，其自身的 pH 值基本不变的溶液。按照酸碱质子理论，缓冲溶液一般是由足够浓度的共轭酸碱对组成。

1. 缓冲溶液的配制步骤和一般原则

(1)选择合适的缓冲对，使所配制的缓冲溶液的 pH 值在所选择的缓冲对的缓冲范围($pK_a \pm 1$)内，且尽量接近弱酸的 pK_a，以使缓冲溶液具有较大的缓冲容量。

(2)缓冲溶液的总浓度要适当，一般在 0.05 ~ 0.20 $mol \cdot L^{-1}$。

(3)选定缓冲对后，根据公式 $pH = pK_a + \lg \frac{c_{碱}}{c_{酸}}$ 计算出所需共轭酸、碱的量。

(4)若要求精确配制时，可用酸度计或精密 pH 试纸对所配制缓冲溶液的 pH 值进行校正。

2. 实验室更简便实用的配制方法

(1) 选择合适的缓冲体系。

(2) 配制浓度等于所需缓冲液总浓度的共轭酸或共轭碱溶液。

(3) 将酸度计电极插入上述溶液中，滴加强碱或强酸溶液至其 pH 值达到所需数值。

3. 配制缓冲溶液需要注意的事项

(1) 所选择的缓冲对不能与反应物质作用，不得干扰样品相及主化学反应。药用缓冲溶液还必须考虑是否有毒性等。

(2) 所用试剂必须使用二级品以上纯度的试剂。

(3) 实验用水选用新鲜蒸馏水。pH 值大于 6 的缓冲溶液应用新煮沸冷却后的水配制，并在储存期间防止 CO_2 的侵入。

(4) 储藏在抗腐蚀的玻璃或聚乙烯塑料瓶中。保存期一般为 2 ~ 3 个月，如出现浑浊、霉变、沉淀等变质现象应停止使用。

六、滴定

(一) 滴定分析主要仪器

滴定分析法是最重要的化学分析法，它主要包括酸碱滴定法、配位滴定法、氧化还原滴定法和沉淀滴定法等。常用的滴定分析仪器有量筒、试剂瓶、容量瓶、移液管（吸量管）、滴定管等。

1. 量筒　量筒是一种外部有容积刻度的玻璃仪器，其精度比锥形的量杯好，二者都不能用于精确测量，只能用来测量液体的大致体积，也用来配制大量溶液。量筒（杯）有 5、10、25、50、100、500 和 1 000 mL 等规格。

量取液体时，视线要与凹液面底部切线平齐进行读数。量筒不能放入高温液体，也不能用于稀释硫酸或溶解氢氧化钠。

2. 试剂瓶　一般为带有玻璃塞的细口瓶。有些试剂如 $KMnO_4$，$AgNO_3$ 等溶液，见光易分解，因此这样的试剂应该保存在棕色的试剂瓶中。储放氢氧化钠等碱性溶液的试剂瓶，应使用橡皮塞，如用玻璃塞，放置时间稍久，就会因玻璃被腐蚀而使玻璃塞与瓶口紧紧地黏合在一起而无法开启。

试剂瓶只能储存溶液而不能配制溶液。特别是不可用来稀释浓硫酸和溶解氢氧化钠，否则由于其产生大量的热而将瓶炸裂。试剂瓶是绝对不能加热的。

试剂配好以后，应立即贴上标签，注明品名、浓度及配制日期。长期保存时，瓶口上倒置一个小烧杯以防灰尘侵入。

3. 容量瓶　容量瓶是一种细颈梨形的平底玻璃瓶，它用于把准确称量的物质配成准确浓度的溶液，或将准确浓度及体积的浓溶液稀释成准确浓度及体积的稀溶液。一般的容量瓶是“量入”式的（符号为 In），它表示在标明温度下，溶液充满到标线时，瓶内液体的体积与瓶上标明的体积相同。容量瓶常用的规格有 10、25、50、100、250、500 和 1 000 mL 等。精度级别分为 A 级和 B 级，国家规定的容量允差列于表 1-4-4。容量瓶带有磨口的玻璃塞或塑料塞。玻璃塞可用细纱绳或塑料绳固定在瓶颈，绳子不要过长。平顶塑料塞可倒置于桌面。

表 1-4-4　常用容量瓶的规格

标称容量/mL		10	25	50	100	200	250	500	1 000
容量允差/mL	A	±0.020	±0.030	±0.05	±0.10	±0.15	±0.15	±0.25	±0.40
	B	±0.040	±0.060	±0.10	±0.20	±0.30	±0.30	±0.50	±0.80

容量瓶的使用方法及注意事项如下。

(1)容量瓶的检查　使用前先检查如下几项。①瓶塞是否漏水。②标线位置距离瓶口是否太近(标线以上的体积太小不利混匀)。如有上述情况的容量瓶不宜使用。检漏的方法是:加自来水至标线附近,一手用示指按住塞子,其余手指拿住瓶颈标线以上部分,另一手用指尖托住瓶底边缘(图 1-4-7),倒立约 2 min,如不漏水,将瓶直立,并将瓶塞旋转 180°后,再同法倒立实验之,如还不漏水,即可使用。使用玻璃塞容量瓶时,瓶塞尽量不要触及瓶颈外壁,以免沾污。操作时,可用示指及中指夹住瓶塞的扁头朝外,见图 1-4-8。

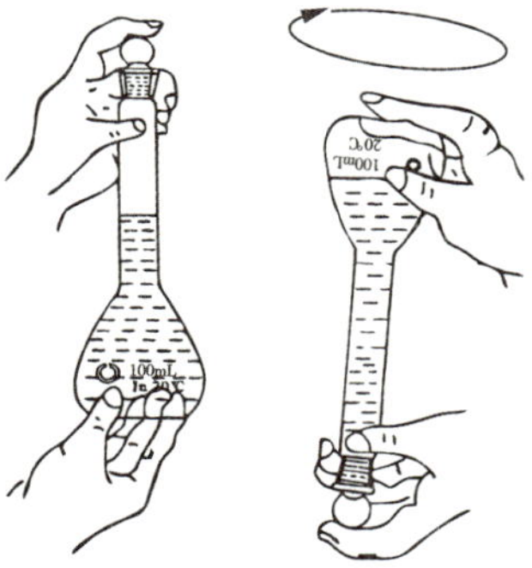

图 1-4-7　检漏操作

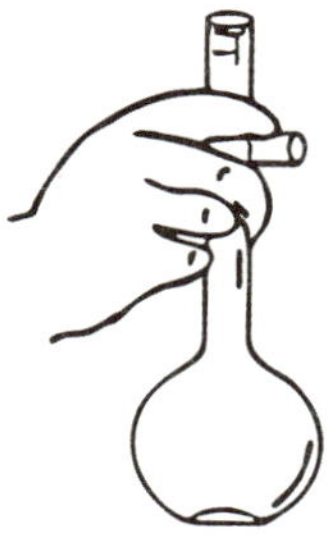

图 1-4-8　夹住瓶塞操作

(2)容量瓶的洗涤　用铬酸洗液清洗内部,然后依次用自来水、蒸馏水清洗(切记不可用待装溶液润洗)。

(3)溶液的配制　将已准确称量的固体置于洁净的小烧杯中,加入适量纯水(或适当的溶剂)溶解(避免一次加入过多),然后定量地转移至容量瓶中。如果固体不易溶解,可适当加热促进其溶解,但应冷却至室温后方可转入容量瓶内。转移时,要用玻璃棒引流(烧杯口应紧靠玻璃棒,棒的下端应靠瓶颈内壁,其上部不要碰瓶口,使溶液沿玻璃棒和内壁流入瓶内),见图 1-4-9。烧杯中溶液倒完后,烧杯不要直接离开玻璃棒,而应在烧杯扶正的同时使杯嘴沿玻璃棒上提 1 ~2 cm,随后烧杯即离开玻璃棒,再将玻璃棒放回烧杯(这样可避免杯嘴与玻璃棒之间的一滴溶液流到烧杯外)。用洗瓶吹洗玻璃棒和烧杯内壁,如前法将洗涤液转移至容量瓶中,一般应重复 5 次以上,以保证定量转移。当加水至容量瓶约 3/4 容积时,用手指夹住瓶塞,将容量瓶拿起,朝同一方向旋转摇动几周,使溶液初步混匀(因为此时空间较大,混匀的效果较好,但注意此时不能加塞倒立摇动)。继续加水至距离标线约 1 cm,等 1 ~2 min,使附在瓶颈内壁的溶液流下后,再用滴管加水(能熟练使用洗瓶的操作者也可直接用洗瓶加水)。注意滴管加水时,勿使滴管触及溶液和容量瓶。加水到溶液的弯月面下缘与标线相切为止(有色溶液亦同)。盖紧瓶塞,按图 1-4-7 的姿势,倒转容量瓶,使气泡上升到顶部后,再摇动数次,如此反复 10 次左右。放正容量瓶(此时因一部分溶液附于瓶塞附近,瓶内液面略低于标线,不可再补加水或其他溶剂),打开瓶塞,使瓶塞周围溶液流下,重新塞好塞子后,再倒转振荡 1 ~2 次,使溶液全部混匀。

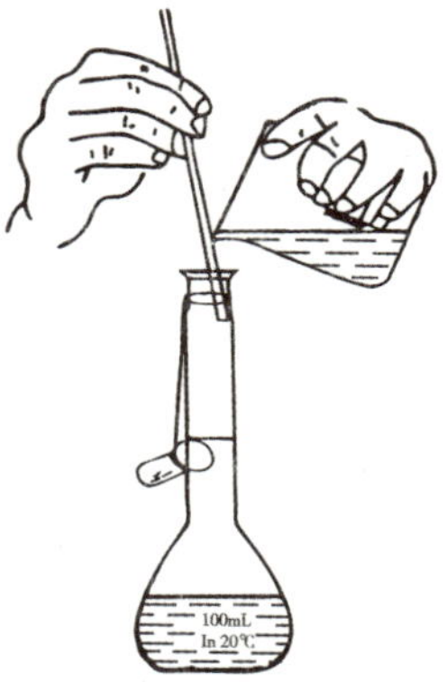

图 1-4-9　液体转移

(4)用容量瓶稀释溶液　如用容量瓶稀释溶液,则用吸管移取一定体积溶液于容量瓶中,加水稀释至标线,其余操作同前。

(5)溶液的保存　容量瓶不宜长期存放试剂溶液。配好的溶液如需保存,应转移至试剂瓶中,不要将容量瓶当作试剂瓶使用。

(6)容量瓶的存放　容量瓶用毕，应立即用水冲洗干净。如长期不用，应用纸片将磨口隔开，否则玻璃塞将来可能不易打开。

容量瓶不得在烘箱中烘烤，也不能在电炉等加热器上直接加热。当需使用干燥的容量瓶时，可将容量瓶洗净后，用乙醇等有机溶剂荡洗后晾干或用电吹风的冷风吹干。

注意事项：①尽量避免手温对容量瓶中溶液体积的影响，特别注意不能用手掌托住容量瓶底部。②当稀释不慎超过了标线，不得将超过标线的溶液吸出弃去，应全部弃去，重新配制。

4. 吸管　吸管分为移液管（也称无分度吸管）和吸量管（也称分度吸管）两种。

(1)移液管　移液管是用于准确移取一定体积溶液的量出式（符号为 Ex）玻璃量器，正规名称是“单标线吸量管”，习惯称为移液管。移液管是中间有膨大部分（球部）的玻璃管。球部上下两端的管颈细长，管颈上端刻有环形标线。在标明的温度下吸入溶液，使溶液的弯月面下缘与标线相切，让溶液按一定方法自由流出，则流出的溶液的体积与管上所标明的体积相同。实际上两者的体积可能稍有差异，在要求较高的实验中可做校正。常用移液管的容积有 5、10、25 和 50 mL 等规格（图 1-4-10a）。

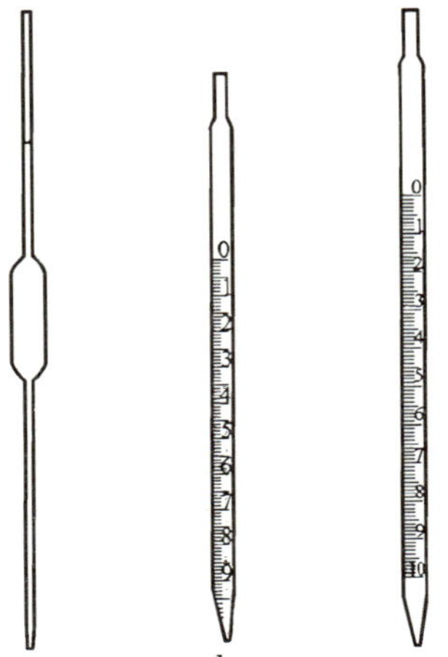

图 1-4-10　移液管和吸量管

(2)吸量管　吸量管是带有分度的量出式量器，可以根据刻度吸取所需体积的溶液，又称分度吸管。常用的吸量管有 1、2、5 和 10 mL 等规格（图 1-4-10b，c）。吸量管的准确度不如移液管，如欲准确移取溶液，应尽可能使用移液管，吸量管主要在光度法实验中使用。

(3)移液管（吸量管）的使用方法

1)洗涤：使用前，移液管应洗至整个内壁和外壁不挂水珠，具体洗涤方法见本章“三、玻璃器皿的洗涤”部分。干净的移液管应放在吸管架上，以免沾污。

2)润洗：移取溶液前，先用滤纸将尖端内外的水除去，然后用少量待移溶液润洗 2～3 次，润洗方法同上述洗涤方法。吸入溶液时要注意勿使溶液回流到试剂瓶中，以免稀释溶液（直接用干燥或用待移液润洗过的烧杯盛少量待移液）。润洗移液管时，应使溶液浸润至移液管标线略高一些的管颈，但注意不要让溶液流至上管口。润洗过的溶液应从移液管下口流出弃去。

3)溶液的移取：移液管经润洗后，可以直接插入待移液液面下 1～2 cm 深处。注意不要伸入太浅，以免液面下降后造成吸空；也不要伸入太深，以免移液管外壁附有过多的溶液。吸液时将洗耳球紧按在移液管上口（图 1-4-11），并注意容器中液面和管尖的位置，应使移液管尖随液面下降而下降。在使用洗耳球时要注意先捏洗耳球驱出其中的空气，再对准移液管上口以吸取溶液，不得先将洗耳球对住移液管后再捏洗耳球，造成在溶液中鼓泡。当液面上升至标线以上时，迅速移去洗耳球，并用右手示指按住管口（示指最好是潮而不湿），左手改拿被吸液的容器。将移液管提离液面（管外壁液滴靠落容器内），然后将容器倾斜约 45°，竖直移液管，管尖应与器壁紧贴（注意不要悬空调节液面），微微松动右手示指，使液面缓缓下降，平视标线，待溶液弯月面下缘与标线相切时，立即按紧管口。将移液管插入接受容器，移液管竖直，接收容器倾斜约 45°，流出时管口接触接受容器内壁，放开示指（图 1-4-12），使溶液沿内壁自然流下（注意中途管尖不应离壁），待下降的液面静止后，再停留 15 s，取出移液管。除非少数移液管在管身特别注有“吹”字，否则管尖最后留有的少量溶液不应吹入接受容器，因为在检定移液管时，未将此部分溶液体积计入。

吸量管的使用方法与移液管相似，但使用吸量管时还应注意，有的吸量管的分刻度刻到末端收缩部分（图 1-4-10b），有的只刻到距尖端 1～2 cm 处（图 1-4-10c）。在同一实验中，应尽可能使用同一根吸量管的同一段，通常尽可能使用上面部分，而不用末端收缩部分。例如，用 5 mL 的吸量管移取 3 mL 溶液，通常让溶液自 0 流至 3 mL，而避免从 2 mL 分刻度流到末端。

注意事项：①为避免引起稀释或沾污，也可将部分溶液转移到已洗净的干烧杯中，烧杯也应用待吸液润洗 3 次。烧杯应加盖表面皿，并注意最好在临用前才转到烧杯，以免待吸液挥发或被污染。②用吸管转移溶液，只考虑由吸管流出溶液的体积，如果吸管外壁附有过多的溶液（特别是挂有水珠），这些额外的溶液也同时进入接受容器，势必引进误差。

5. 滴定管　滴定管是滴定时准确测量流出标准溶液体积的玻璃量器。滴定管一般分为两种：一种是下端带有玻璃旋塞的酸式滴定管（图 1-4-13a）；另一种是用于盛放碱液的碱式滴定管（图 1-4-13b），碱式滴定管下端连接一段乳胶管，内放玻璃珠以控制溶液流出速度，乳胶管下端再连接一个尖嘴玻璃管。

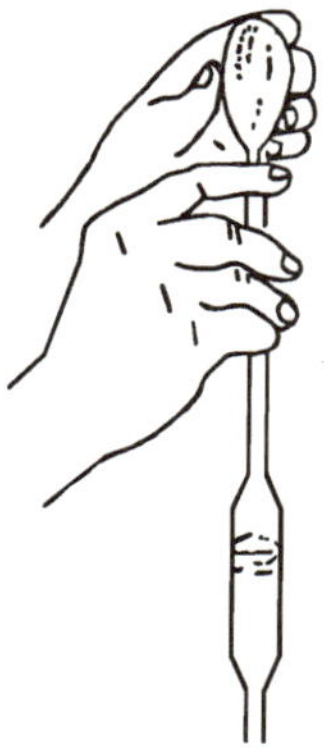

图 1-4-11　吸液操作

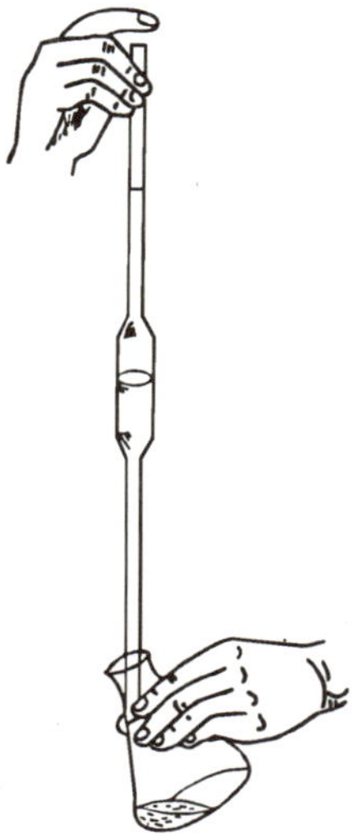

图 1-4-12　放液操作

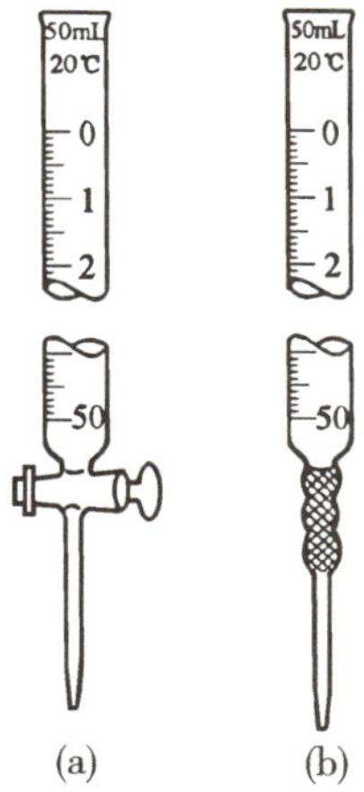

图 1-4-13　滴定管

酸式滴定管用来装酸性、中性及氧化性溶液，但不适宜装碱性溶液，因为碱性溶液能腐蚀玻璃，放置久了，旋塞不能转动。碱性滴定管用来装碱性及无氧化性溶液，凡能与橡皮起反应的溶液，如高锰酸钾、碘、硝酸银等溶液，都不能装入碱式滴定管。在一般的滴定分析中，因为酸式滴定管操作比较灵活、方便，所以除了强碱溶液外，一般均采用酸式滴定管进行滴定。

最常用的是 50、25 mL 容积的滴定管，其最小刻度是 0.1 mL，可估读至 0.01 mL。此外，还有容积为 10、5、2、1 mL 的半微量和微量滴定管。

（1）酸式滴定管（简称酸管）的准备

1）检查：一支新的酸式滴定管在使用前应先检查外观和旋塞与旋塞套的密合性，具体方法：管中充水至最高标线，垂直挂在滴定台上，5 min 后漏水应不超过一个分度（50 mL 的滴定管的分度值为 0.1 mL）。如果漏水过多则该酸管密合性不好不宜使用。

2）涂油：为了使玻璃旋塞转动灵活并防止漏水，需将旋塞涂油（凡士林或真空活塞油脂）。操作方法如下。

A. 取下旋塞小头处的小橡皮套圈，再取出旋塞。用滤纸片将旋塞和旋塞套上的水和油脂擦干净，擦拭旋塞套时可将滤纸片卷在玻璃棒上进行操作。

B. 用玻璃棒将油脂薄而均匀地涂抹在旋塞套小口内侧（图 1-4-14），用手指将油脂涂抹在旋塞的大头上（图 1-4-15）。油脂涂得太少，旋塞转动不灵活；涂得太多，旋塞孔容易被堵塞。油脂涂得不好还会漏水。

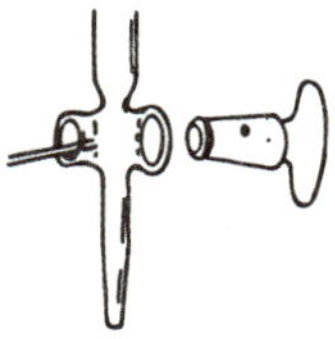

图 1-4-14 涂油操作(1)

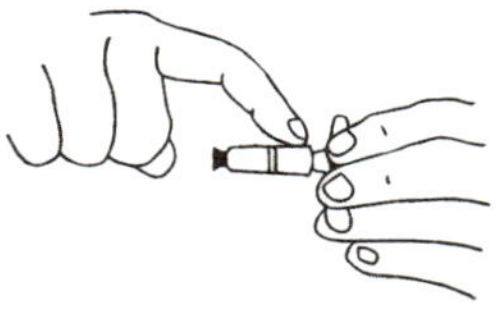

图 1-4-15 涂油操作(2)

C. 将旋塞插入旋塞套中,插时旋塞孔应与滴定管平行,径直插入旋塞套,不要转动旋塞,这样可以避免将油脂挤到旋塞孔中。然后,向同一方向不断旋转旋塞,并轻轻用力向旋塞小头部分挤,以免来回移动旋塞,直至旋塞呈均匀的透明状态,油脂层中没有纹路。最后将橡皮圈套在旋塞的小头部分沟槽上。

3)检漏:将滴定管装满水,竖直夹在滴定台上静置 2 min,观察旋塞周围及管尖处有无水渗出。若无漏水现象,则将旋塞旋转 180°,再竖直夹在滴定台上静置 2 min,观察旋塞周围及管尖处有无水渗出。如果漏水,则应重新进行涂油操作。如再经涂油,且操作正确,还出现漏水现象,这可能是滴定管本身的质量问题,需要更换。

若旋塞孔或出口管尖被油脂堵塞,可将它插入热水中温热片刻,然后打开旋塞,使管内的水突然流下,冲出软化油脂。必要时取出旋塞,用螺旋状细金属丝将油脂带出,重新涂油。

4)洗涤:具体洗涤方法见本章“三、玻璃器皿的洗涤”部分。洗净的滴定管夹在滴定台上备用。

(2)碱式滴定管(简称碱管)的准备 使用前,应检查乳胶管是否老化、变质。检查玻璃珠是否呈完整球状,玻璃珠的大小是否合适。玻璃珠过大,不便操作;玻璃珠过小,则会漏水。如不合要求,应及时更换。洗涤方法同上,见本章中“玻璃器皿的洗涤”部分。

(3)操作溶液的装入

1)装液注意事项:

A. 将溶液装入滴定管前,应将试剂瓶或容量瓶中的溶液摇匀,使因蒸发而凝结在瓶内壁上的水珠混入溶液。当天气较热、室温变化较大或溶液放置时间较长时,尤需注意先行摇匀溶液。

B. 混匀后的操作溶液一般直接倒入滴定管中,而不借助漏斗等其他器皿,否则既浪费操作液又增加污染的机会。必要时(如试剂瓶太大、小容量滴定管管口较小、公用操作液等)也可先将操作溶液转移入烧杯(宜用干燥、洁净的烧杯,并用操作液洗 3 次,盖上表面皿),再倒入滴定管。转移溶液至滴定管时,用左手前三指持滴定管上部无刻度处,并稍倾斜,右手拿住试剂瓶,向滴定管倒入溶液。如用小试剂瓶,右手可握住瓶身(试剂瓶标签应向手心),倾倒溶液于管中。如遇大试剂瓶或容量瓶,可将瓶放在桌沿,手拿瓶颈,使瓶倾斜让溶液慢慢倾入管中。

C. 尽量避免溶液倒到管外及流在皮肤和衣服上,如不小心将有腐蚀性的液体溅到皮肤上应按照实验室安全操作规则及时处理。

2)操作液润洗:在正式装入操作溶液时,应用操作溶液先将滴定管润洗 2 ~ 3 次。关闭旋塞,倒入操作液(每次用 10 mL 左右),润洗时两手平托滴定管,边转动边倾斜管身,使溶液洗遍全部内壁,然后打开旋塞将润洗液从下管口放出。每次洗涤尽量放干残留液。对于碱管,应特别注意玻璃珠下方的洗涤。最后,关好旋塞(注意应使旋塞柄与管身垂直),倒入操作液直至充满到 0 刻度以上为止。

3)排气泡:滴定管充满溶液后,应检查旋塞下部与玻璃尖嘴部分是否留有气泡。酸管的气泡一般容易看出,碱管的乳胶管部分可对着光线较强的地方进行观察。当酸式滴定管尖有气泡时,右手拿滴定管上部无刻度处,并使滴定管倾斜 30°,左手迅速打开旋塞,使溶液冲出管口,反复数次,一般可以除去气泡。如仍不能使溶液充满，可能是出口管未洗净，必须重洗。为了排除碱管中的气泡，右手拿住管身上端，并使管身稍向右倾斜，左手指捏住玻璃珠部位，使乳胶管向上弯曲翘起，捏挤乳胶管，使气泡随溶液排出(图 1-4-16)，再一边捏乳胶管一边把乳胶管放直(乳胶管弯曲的自然状态)，注意待乳胶管放直后，再松开拇指和示指，否则出口管仍会有气泡。除气泡后，重新补充溶液至 0 刻度以上。

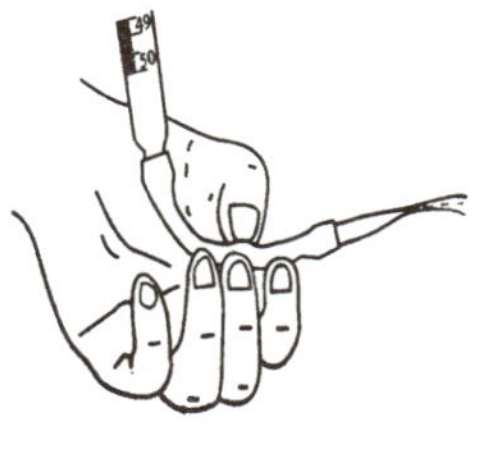

图 1-4-16　碱式滴定管排气泡

(4)滴定管的读数　滴定管读数前，应注意管出口尖嘴处有无挂着水珠。若滴定前发现挂有水珠，应先除去；如滴定后发现挂有水珠，说明操作有误或滴定管仍有轻微漏水，这时是无法读准确的。一般读数应遵守下列原则。

1)读数时一般应将滴定管从台上取下，用右手大拇指和示指捏住滴定管上部无刻度处，必要时其他手指从旁辅助，使滴定管保持垂直，然后再读数。滴定管夹在台上很难确保管身垂直，也不容易保证视线的水平。

2)由于水的内聚力小于水和玻璃的附着力，因而使滴定管内的液体表面形成凹月面，当光进入玻璃和水或其他液体时，都会产生一定角度的反射和折射，因此，当我们观察液体在滴定管内弯月面时，往往看到好几层。在自然光和日光灯照射下，较明显的是 3 层阴影带。读数时，应读弯月面下缘实线的最低点，视线应与弯月面下缘实线的最低点在同一水平上(图 1-4-17)。对于有色溶液，如颜色过深，则其弯月面不够清晰，读数时，可读液面两侧的最高点。例如，对 $KMnO_4$，I_2 等有色溶液的读数就可采取这种办法。但一定要注意初读数与终读数采用同一方法读数。

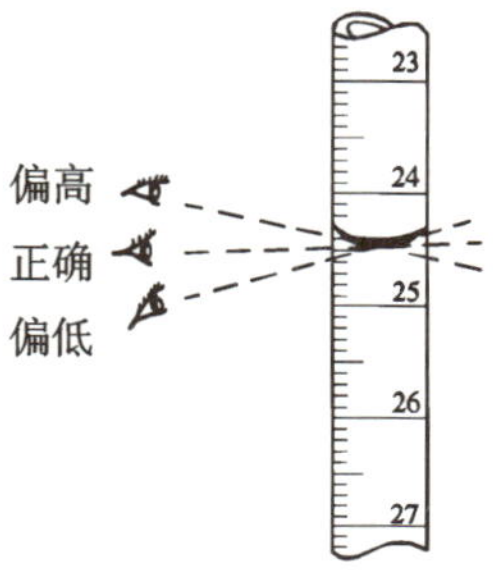

图 1-4-17　读数视线位置

3)在滴定管装满或放出溶液后，必须等 1 ~ 2 min(注意关好旋塞，并观察有无漏水)，使附着在内壁的溶液流下来后再读数。如果放出液的速度较慢(如接近终点时)，等 0.5 ~ 1.0 min 后即可读数。每次读数前，都要看一下管壁有没有挂水珠，管的出口尖嘴处有无悬挂液滴，管嘴有无气泡。

4)必须读到小数点后第二位，即要求估读到 0.01 mL。

5)初学者可采用黑白纸板练习读数。读数时，将纸板放在滴定管背后，使黑色部分在弯月面下约 1 mm 处(图 1-4-18)，此时即可看到弯月面的反射层全部成为黑色，然后，读此黑色弯月面下缘的最低点。对有色溶液需读其两侧最高点时，要用白色纸板作背景。熟练了读数方法后，可不再借助黑白纸板。

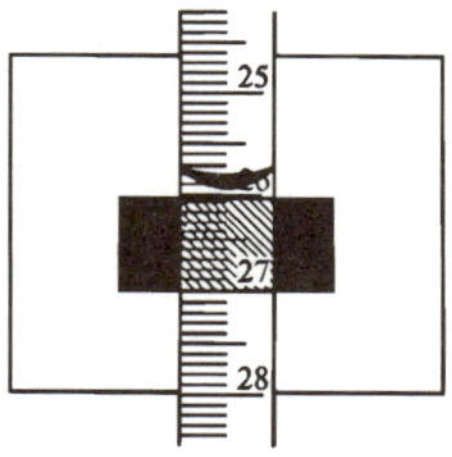

图 1-4-18　用读数卡读数

(5)滴定管的操作方法　进行滴定时，应将滴定管垂直地夹在滴定台上。使用酸管时，左手握滴定管，无名指和小指向手心弯曲，无名指轻轻靠住出口玻璃管，拇指和示指、中指分别放在旋塞柄上、下，控制旋塞的转动(图 1-4-19)。应该注意，不要向外用力，以免推出旋塞造成漏水，应使旋塞稍有一点向手心用力。当然也不可过分向里用力，以免造成旋塞转动困难。使用碱管时，仍以左手握管，拇指在前示指在后，其他三指傍住出口管，用拇指和示指捏住玻璃珠右上方部位(图 1-4-20)，往右边挤压乳胶管，使玻璃珠移向手心一侧，这样使溶液可从玻璃珠旁空隙处流出(图 1-4-21)，注意不要从相反方向捏玻璃珠的中心位置，不要使玻璃珠上下移动，也不要捏玻璃珠下部胶管，以免空气进入而形成气泡，影响读数。

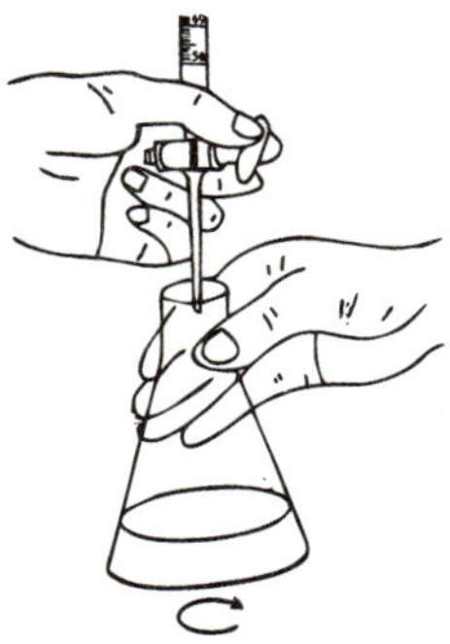

图 1-4-19　酸式滴定管的操作

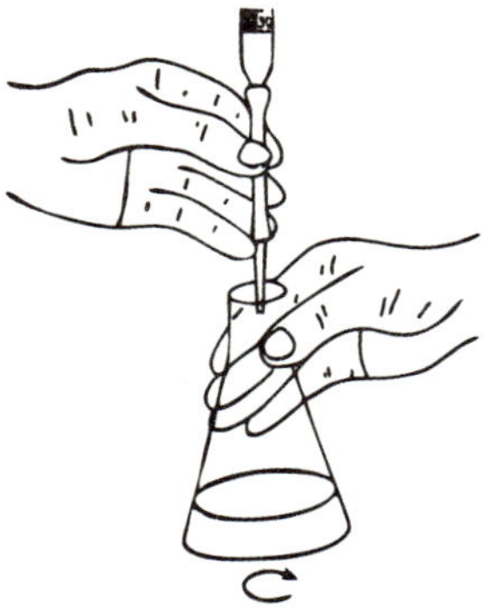

图 1-4-20　碱式滴定管的操作

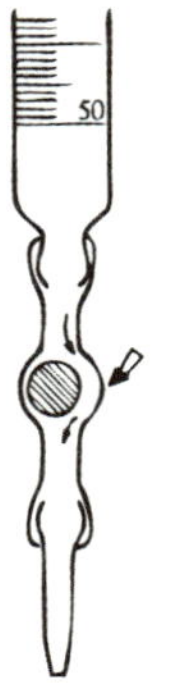

图 1-4-21　碱式滴定管放液

(二)滴定操作

无论使用酸管还是碱管,都必须掌握 3 种滴液的方法:①连续滴加的方法,但不形成连续的水流,即“见滴成线”;②控制一滴一滴加入的方法,要做到需一滴就只加一滴,不能滴出一滴后滴定管的尖端仍挂有液滴;③学会使液滴悬而不落,只加半滴,甚至不到半滴的方法。

滴定时,滴定反应可在锥形瓶中或烧杯中进行。在锥形瓶中进行时,用右手拇指、示指和中指拿住锥形瓶,其余两指辅助在下侧,使瓶底离滴定台 2 ~3 cm,滴定管下端伸入瓶口内约 1 cm。左手操作滴定管,按前述方法,边滴加溶液,边用右手摇动锥形瓶。两手操作姿势如图 1-4-19 和 1-4-20 所示。

进行滴定操作时,还应注意如下几点:①最好每次滴定都从 0.00 或接近 0 开始,这样可以消除滴定管不同段间引起的误差。②滴定时,左手不能离开旋塞,不能“放任自流”。③摇动锥形瓶时,应微动腕关节,使溶液向同一方向旋转,不能前后摇动,不能听到滴定管下端与锥形瓶内壁的撞击声,避免溶液溅出。摇瓶时不能摇得太慢,要求有一定的速度,使滴入的试液与瓶内溶液快速、及时、充分地混合。④滴定时,要注意观察滴落点周围颜色的变化,不要只注意滴定体积的变化,而不顾滴定反应的进行情况。⑤滴定速度的控制。

一般在开始时,滴定速度可稍快,呈“见滴成线”,这时的速度约 10 $mL\cdot min^{-1}$,即 3 ~4 滴$\cdot s^{-1}$。接近终点时,用洗瓶吹洗一下锥形瓶内壁,每加一滴旋摇几下,使反应充分进行后再加一滴。最后是每次只加半滴,加半滴溶液时,使溶液悬挂在滴定管出口上,用锥形瓶内壁将其沾落,再用洗瓶吹少量水将附于锥形瓶壁上的溶液冲下去,旋摇几下,观察颜色变化。如此反复,直至终点。

滴定通常都在锥形瓶中进行,而溴酸钾法、碘量法(滴定碘法)等最好在碘量瓶中进行反应和滴定。碘量瓶是带有磨口玻璃塞和水槽的锥形瓶(图 1-4-22),喇叭形瓶口与瓶塞柄之间形成一圈水槽,槽中加纯水可形成水封,防止瓶中溶液反应生成的气体(Br_2,I_2等)逸失。反应一定时间后,打开瓶塞,水即流下并同时冲洗瓶塞和瓶壁,接着进行滴定。

配位滴定有时在烧杯中进行,这样方便于检测、调节 pH 值。在烧杯中滴定时,将烧杯放在滴定台上,调节滴定管的高度,使其下端伸入烧杯内约 1 cm。滴定管下端应在烧杯中心的左后方处(放在中央影响搅拌;离杯壁过近不利搅拌均匀)。左手滴加溶液,右手持玻璃棒搅拌溶液,如图 1-4-23 所示。玻棒应做圆周搅动,尽量不要碰到烧杯壁和底部。当滴至接近终点只滴加半滴溶液时,可用玻棒下端沾下悬挂的半滴溶液于烧杯中搅匀。其余操作同前所述。

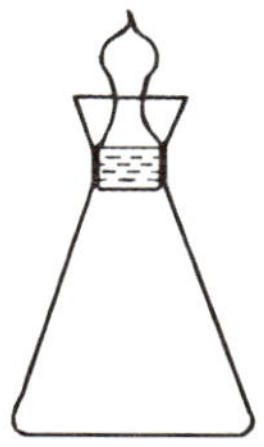

图 1-4-22 碘量瓶

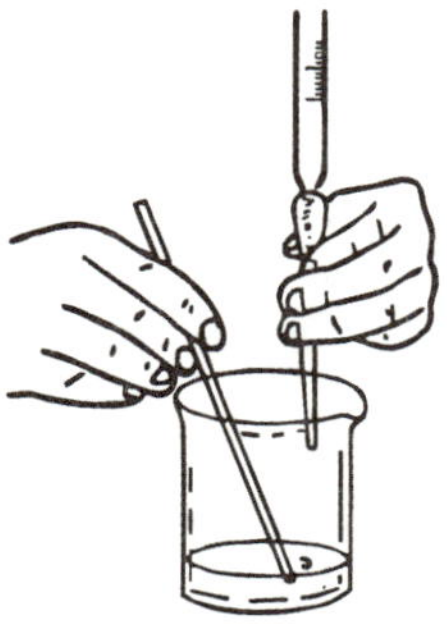

图 1-4-23 烧杯中的滴定操作

滴定结束后，滴定管内的溶液应弃去，不要倒回原瓶，以免沾污操作溶液。洗净的滴定管，用蒸馏水充满全管，夹在滴定台上，上口用一微量烧杯或试管罩住，备用，或倒尽水后收在仪器柜中。

七、蒸馏

蒸馏就是将液体加热至沸变为蒸气，再将蒸气冷凝为液体，并将冷凝液收集在另一容器中的操作过程。当混合物中各组分的沸点不同时，可用蒸馏的方法将它们分开，所以蒸馏是分离、提纯液态有机化合物的常用方法。蒸馏可分为常压蒸馏、减压蒸馏、水蒸气蒸馏和分馏，下面就前两种蒸馏方法分别作简单介绍。

（一）常压蒸馏及沸点测定

常压蒸馏简称为蒸馏，是蒸馏中最简单的一种方法，通过蒸馏还可以测出化合物的沸点，所以对有机化合物的鉴定具有一定的意义。

1. 基本原理　纯的液体物质在一定温度下具有一定的蒸气压，这是由液体的本性决定的，而且在温度和外压一定时都是常数。一般来说，液体的蒸气压随着温度升高而增大，当液体的蒸气压增大到与外界施于液面上的总压力（通常为大气压力）相等时，就有大量气泡从液体内部逸出，即液体沸腾。这时的温度称为液体在此压力下的沸点。显然沸点与外压大小有关。通常所说的沸点是指在 101.3 kPa 压力下液体的沸腾温度。例如，水的沸点为 100 ℃，就是指在 101.3 kPa 压力下，水在 100 ℃时沸腾。在非标准大气压下测的沸点应注明压力。例如，在 47.3 kPa 时水在 80 ℃沸腾，这时水的沸点可以表示为 80 ℃/47.3 kPa。

纯的液体物质在一定的压力下具有一定的沸点，不同的物质沸点不同。蒸馏操作就是利用不同物质的沸点差异对液态混合物进行分离和纯化。如将沸点差别较大（至少 30 ℃以上）的液态混合物蒸馏时，沸点较低者先蒸出，沸点较高的随后蒸出，不挥发的留在蒸馏瓶内，从而使混合物得以分离和纯化。但沸点比较接近的混合物蒸馏时，各物质的蒸气将同时被蒸出，简单蒸馏难以将它们分离，需要借助于分馏等其他手段。在常压下进行蒸馏时，由于大气压往往不恰好是 101.3 kPa，因而严格说来应对观察到的沸点加以校正，但由于偏差一般都很小，即使大气压相差 2.7 kPa，这项校正值也不过±1 ℃左右，因此可忽略不计。

纯液态有机化合物在蒸馏过程中沸点范围（沸程）很小，为 0.5～1.0 ℃，而混合物的沸程较大，所以蒸馏可以用来测定物质的沸点，检验物质的纯度。需要指出的是，具有固定沸点的液体不一定都是纯净物，因为某些有机化合物常和其他组分形成二元或三元共沸混合物，它们也有固定的沸点。由于共沸混合物在气相中的组分含量与液体中的一样，故用蒸馏的方法不能实现分离。用蒸馏法测定沸点叫常量法，此法样品用量较大，要 10 mL 以上。若样品不多，可采用微量法。

蒸馏操作是实验室中常用的实验技术，除了可以分离液体混合物和测定沸点外，实验室还常用来提纯液体及低熔点固体，以除去不挥发性的杂质；回收溶剂，或蒸出部分溶剂以浓缩溶液。

2. 常量法蒸馏及沸点测定

（1）蒸馏装置及安装　实验室常用的蒸馏装置主要由下列3部分组成(图1-4-24)。

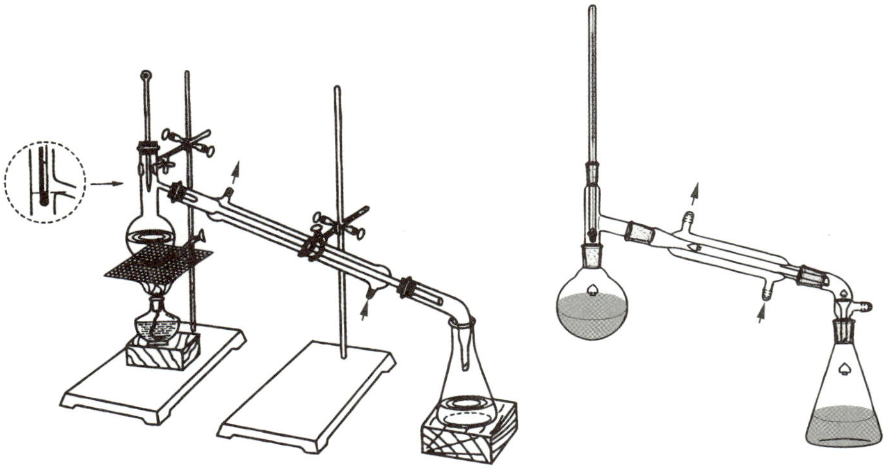

图1-4-24　由非磨口仪器和磨口仪器组成的常压蒸馏装置

蒸馏瓶：蒸馏瓶一般为带支管的或磨口的圆底烧瓶，为加热容器。液体在瓶内受热气化，蒸气经支管或蒸馏头的侧管进入冷凝管。蒸馏瓶的大小选择应由待蒸馏液体的体积来决定，通常待蒸馏液体的体积不超过蒸馏瓶容积的2/3，也不少于1/3。

冷凝管：冷凝管的作用是将蒸气冷凝为液体。冷凝管有空气冷凝管和水冷凝管两种。液体沸点高于140 ℃的用空气冷凝管；低于140 ℃的用水冷凝管。冷凝管的形状很多，常用的为直形冷凝管和球形冷凝管，冷凝管下端为进水口，用橡皮管接自来水龙头，上端为出水口，套上橡皮管引入水槽中。上端出水口应向上，以保证套管内充满水。

接收器：包括接液管和接收瓶（锥形瓶或圆底烧瓶），用于收集冷凝后的液体。两者不可用塞子塞紧，应与大气相通，否则成为密闭系统可能导致爆炸。

仪器的安装顺序应先从热源开始，自下而上，从左到右，依次安放铁圈或三脚架、石棉网，然后安装蒸馏瓶。注意瓶底应距石棉网1～2 mm，不要触及石棉网。蒸馏瓶用铁夹垂直夹好，装上蒸馏头和温度计。在安装温度计时，应使温度计的水银球上沿和蒸馏头侧管的下沿在同一水平面上。调整冷凝管的位置，使其与蒸馏头侧管同轴，然后再松开固定冷凝管的铁夹，使冷凝管沿此轴移动与蒸馏头连接。铁夹不应夹得太紧或太松，以夹好后稍用力尚能转动为宜。在冷凝管尾部通过接液管连接接收瓶。仪器要安装得整齐牢固，不论从正面或侧面观察，装置中各仪器的轴线都要在一条直线上。所有铁夹和铁架台应尽可能整齐地放在仪器的后面。除接液管与接收瓶之间外，整套装置中的各部分都应装配紧密，不漏气。

（2）蒸馏操作

加料：将待蒸馏液通过玻璃漏斗（或取下蒸馏瓶）小心倒入蒸馏瓶中，要注意不使液体从支管流出。

加沸石或毛细管：向蒸馏瓶中加入2～3粒沸石或一端封口的毛细管。沸石和毛细管的作用是形成气化中心，避免液体因过热而暴沸，保证蒸馏能平稳地进行。但要注意，沸石应在加热前加入。当加热后发现未加沸石，应先移去热源，待液体冷至沸点以下再补加，千万不能匆忙加入。在液体沸腾时投入沸石，可能会引起剧烈暴沸，液体冲出瓶外发生危险。如中途停止蒸馏，恢复蒸馏前也应再加入沸石。

塞好带温度计的塞子，将仪器固定好。用水冷凝管时，先开启冷凝水、调节好水流大小再进行加热。

加热：开始加热时应先用小火加热，然后逐渐调大火焰，同时应观察液体气化的情况。液体沸腾后，便可观察到蒸气逐渐上升，当上升到温度计水银球周围时，温度计汞线急剧上升，这时应适当调小火焰，使加热速度减慢，控制馏出速度以 1～2 滴·s^{-1} 为宜。在整个蒸馏过程中，应使温度计水银球上经常有被冷凝的液滴，以保持气液两相平衡，此时温度计的读数就是液体（馏出液）的沸点。另外，在蒸馏过程中，一定要控制好馏速，否则，热源太强，馏速过快会出现过热现象，使沸点偏高；反之，馏速过慢，温度计水银球不能被蒸气充分浸润而使读得的沸点偏低或不规则。

观察沸点及收集馏液：在蒸馏前，至少要准备两个接收瓶。因为在达到所需要物质的沸点前，常有低沸点物先蒸出，这部分馏出液称为“馏头”或“前馏分”。前馏分蒸完，温度趋于稳定后，蒸出的即为较纯的物质，这时应更换另一个洁净干燥的接收瓶，并记下这部分液体开始馏出时和最后一滴时温度计的读数，为该馏分的沸程（沸点范围）。如维持原来的加热温度则无液体馏出，温度计读数突然下降，这时应停止蒸馏。但要注意，无论蒸馏何种液体都不允许蒸干，至少要在剩下 1～2 mL 左右的液体时停止加热，以免蒸馏瓶破裂或发生其他意外事故。

蒸馏完毕，应先移去热源，再停冷凝水，然后按与安装仪器时相反的顺序拆卸。

（二）减压蒸馏

1. 基本原理　减压蒸馏是分离和提纯有机化合物的常用方法之一。它特别适用于那些在常压下沸点较高，或在常压蒸馏时易发生分解、氧化、聚合等反应的热敏性有机化合物的分离提纯。一般把低于一个大气压的气态空间称为真空，因此，减压蒸馏也称真空蒸馏。

液体的沸点随外界施加于其表面的大气压力而变化，当外界压力降低时，沸点也会随着降低。因此用真空泵连接盛有液体的容器，使液体表面上的压力降低，即可降低液体的沸点。这种在较低压力下进行蒸馏的操作称为减压蒸馏。

每种纯液态有机物在不同压力下都对应有不同的沸点。表 1-4-5 列出了一些有机化合物在常压与不同压力下的沸点。在对某一化合物进行减压蒸馏之前，要在相应文献或手册上查出其在所选择的压力下的相应沸点。若在文献中查不到此数据，可以由下式近似求出：

$$\lg p = A + \frac{B}{T}$$

p 为蒸气压，T 为沸点（绝对温度），A、B 为常数。如以 $\lg p$ 为纵坐标，$1/T$ 为横坐标作图，可以近似地得到一直线。A 和 B 的数值可从两组已知的压力和温度算出，再将所选择的压力代入上式中，即可算出液体在该压力下的沸点。

表 1-4-5　某些有机化合物在不同压力（kPa）下的沸点（℃）

压力	水	氯苯	苯甲醛	水杨酸乙酯	甘油	蒽
101.325	100	132	179	234	290	354
6.665	38	54	95	139	204	225
3.999	30	43	84	127	192	207
3.332	26	39	79	124	188	201
2.666	22	34.5	75	119	182	194
1.999	17.5	29	69	113	175	186
1.333	11	22	62	105	167	175
0.666	1	10	50	95	156	159

另外,还可以通过 $p-T$ 关系图(图 1-4-25)来查找,即从某一压力下的沸点近似地找到另一压力下的沸点。方法是在 B 线上找出物质的常压沸点,再在 C 线上找出系统压力,两点连线并延长交至 A 线,此交点所示温度即为该物质在该压力下的沸点。

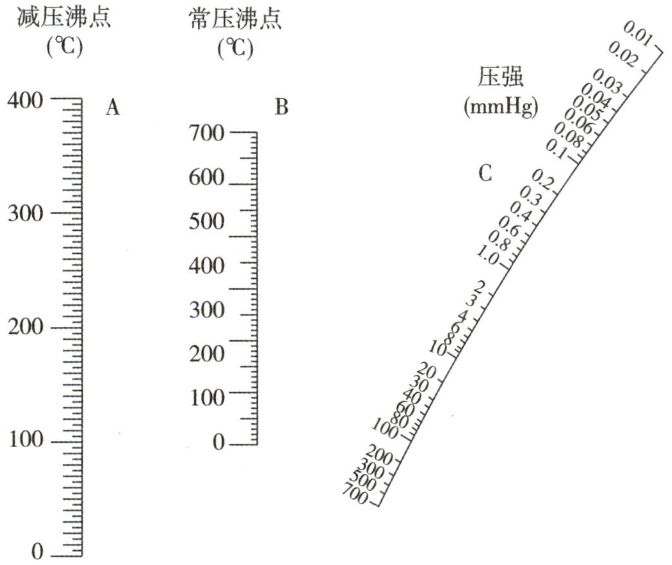

图 1-4-25　液体在常压、减压下的沸点的近似关系

压力对沸点的影响还可以做如下估算:从大气压降至 3.332 kPa 时,高沸点(250 ~ 300 ℃)化合物的沸点随之下降 100 ~ 125 ℃;当大气压在 3.332 kPa 以下时,大约压力每降 0.133 kPa,沸点便降 1 ℃。

当要进行减压蒸馏时,预先粗略地估计相应的沸点,对具体操作和选择合适的温度与热浴有一定的参考价值。

一般把压力范围划分为几个等级:

"粗"真空(101 ~ 1.33 kPa),一般可用水泵获得。

"中度"真空(1.33 ~ 1.33×10^{-4} kPa),可用油泵获得。

"高"真空(低于 1.33×10^{-4} kPa),可用扩散泵获得。

2. 实验操作

(1)减压蒸馏装置　图 1-4-26(a)、(b)是常用的减压蒸馏系统。整个系统可分为蒸馏、抽气(减压)、保护和测压装置 3 部分。

1)蒸馏部分:类似于常压蒸馏。减压蒸馏常使用克氏蒸馏头(可避免瓶内液体因暴沸而冲入冷凝管中),克氏蒸馏头支管中插温度计;主管中插一根末端拉成毛细管的厚壁玻璃管,毛细管的下端要伸到距瓶底 1 ~ 2 mm 处,用以代替沸石。毛细管上端连有一段带螺旋夹的橡皮管。螺旋夹用以调节进入空气的量,使有极少量的空气进入液体,呈微小气泡冒出,作为液体沸腾的气化中心,使蒸馏平稳进行。蒸馏瓶和接收器要用耐压的圆底烧瓶,绝不能用平底烧瓶或锥形瓶,更不能用有裂缝的仪器,以免发生内向爆炸。收集不同的馏分而不中断蒸馏,可用多尾接液管(图 1-4-27)。转动多尾接液管,就可使不同的馏分流入指定的接收器中。

根据蒸出液体的沸点不同,选用合适的热浴和冷凝管。一般要控制热浴的温度比液体的沸点高 20 ~ 30 ℃。为使加热温度均匀平稳,减压蒸馏中常选用水浴或油浴加热。蒸馏沸点较高的液体

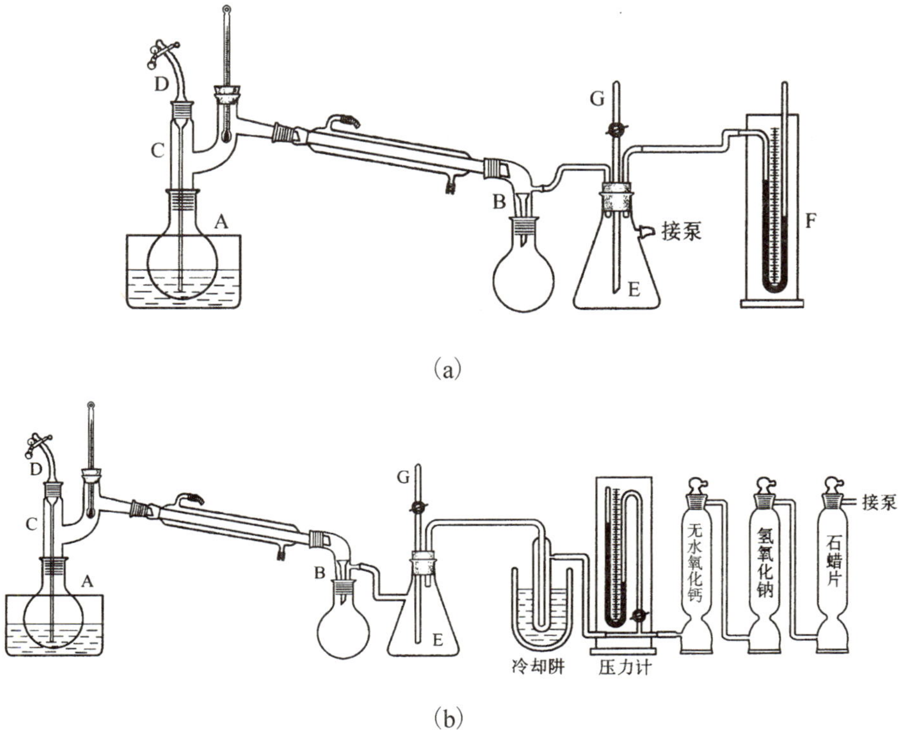

A. 蒸馏烧瓶;B. 真空接液管;C. 克氏蒸馏头;D. 玻璃毛细管;E. 抽滤瓶;F. 压力计;G. 二通旋塞。

图 1-4-26 减压蒸馏的装置

时,最好用石棉绳或石棉布包裹蒸馏头和蒸馏瓶的上部,以减少散热。

2)抽气部分:实验室通常用水泵或油泵进行减压。若不需要很低的压力,可用水泵。

水泵系用玻璃或金属制成(图 1-4-28),其效能与其构造、水压及水温有关。水泵所能达到的最低压力(极限真空度)和水的饱和蒸气压密切相关。当水温为 6 ~ 8 ℃时,水泵的真空度可达 0.93 ~ 1.07 kPa;在夏天,若水温为 30 ℃,则其真空度为 4.2 kPa。不同温度下水的饱和蒸气压可见相关数据手册。

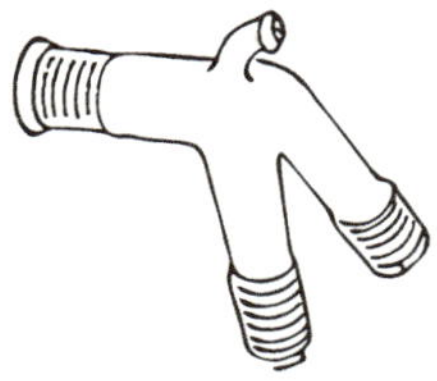

图 1-4-27 多尾接液管

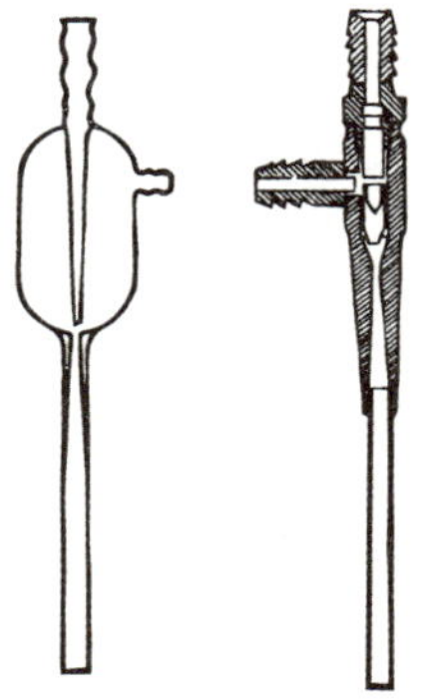

(a)玻璃制 (b)金属制

图 1-4-28 水泵

现在实验室常用循环水真空泵(参见第三章中真空泵),它甚至还可以提供冷凝水,这对用水不易保证的实验室更为方便、实用。但无论是用哪种水泵,都应在水泵前装上安全瓶 E,安全瓶由耐压的抽滤瓶或其他广口瓶装置而成,瓶上的二通旋塞供调节系统内压力及防止水压骤然下降时,水泵的水倒吸入接收器中。停止蒸馏时要先放气，然后关水泵。

若要求压力很低时，就要用油泵，好的油泵能抽至真空度达 0.013 3 kPa(0.1 mmHg)。油泵的效能取决于其机械结构及油的好坏(油的蒸气压必须很低)，使用时必须十分注意油泵的保护，不要使挥发性的有机溶剂、水或酸性蒸气进入泵内。易挥发的有机溶剂蒸气被油吸收后，就会增加油的蒸气压，降低真空效能；酸性蒸气会腐蚀油泵的机件；水蒸气会使油呈乳浊液，破坏油泵的正常工作。为了保护油泵，必须在接收器和油泵之间安装吸收装置。

3)保护及测压装置部分：当用油泵进行减压时，为了防止易挥发的有机溶剂、酸性物质和水汽进入油泵，油泵与接收器之间除连接安全瓶外，还须顺次安装冷却阱和几种吸收塔。冷却阱的构造如图 1-4-29 所示，将它置于盛有液氮或冰-水或冰-盐或干冰等冷却剂的广口保温瓶中可冷凝水蒸气和一些挥发性物质。吸收塔又称干燥塔，通常设 2 ~ 3 个，这些干燥塔中分别装无水氯化钙(或硅胶)、粒状氢氧化钠、石蜡片，用以吸收水分、酸性蒸气及烃类气体。

实验室通常用水银压力计(图 1-4-30)来测量减压后的系统压力，水银压力计有开口式和封闭式两种。开口式水银压力计的两臂汞柱高度之差，即为大气压力与系统中压力之差。因此蒸馏系统内的实际压力(真空度)应是大气压力(以 mmHg 为单位)减去这一汞柱差。封闭式水银压力计的两臂液面高度之差即为蒸馏系统中的真空度。

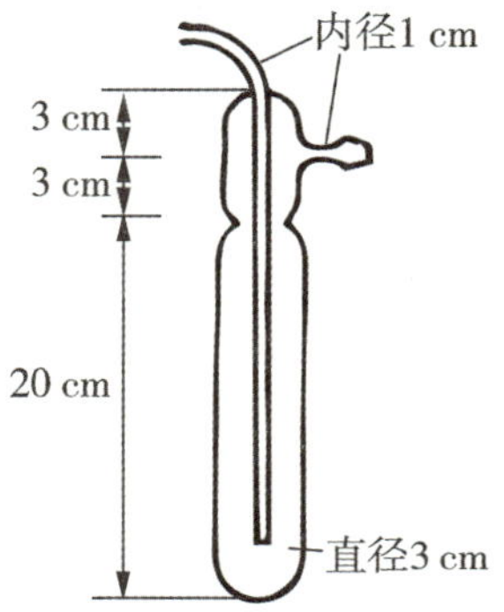

图 1-4-29 冷却阱

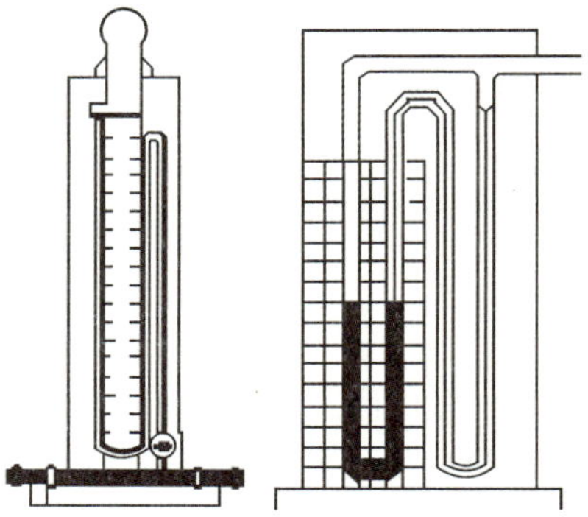
图 1-4-30 U 形管水银压力计

由于汞蒸气有毒，近年来机械真空表和电子真空表的应用日趋广泛。最常见的机械真空表为医用真空表，它简单、轻便、价廉，从指针的偏转角度读数，量程为 0 ~ 0.1 MPa，读得的数据为被泵抽去的压力，用大气压减去读数即得系统内的压力。它的缺点主要是刻度过于粗略，精确度不高。典型的电子真空表是数字式低真空测压仪。这类仪表采用精密压差传感器将压力信号转变成电信号，经低漂移、高精度的集成运算放大后再转换成数字显示出来。这类仪器具有体积小、质量轻、寿命长、精确度高、可任意选择毫米汞柱或千帕等压力单位的优点，但价格昂贵。一般不同厂家、不同型号的电子真空表都附有相应的说明书，使用前应仔细阅读。

减压蒸馏时整个系统必须保持密封不漏气，所有使用的橡皮塞大小及钻孔都要合适，所有橡皮管要用壁厚的真空橡皮管。各磨口玻璃塞部位都应仔细涂抹真空脂。

(2)减压蒸馏操作　当被蒸馏物中含有低沸点的物质时，应先进行普通蒸馏，再用水泵减压蒸去低沸点物质，最后再用油泵减压蒸馏。

首先安装好仪器，检查系统能否达到所要求的压力。检查方法为：先关闭安全瓶上的旋塞并旋紧毛细管上端的螺旋夹，然后用泵抽气，观察能否达到所要求的压力(如果漏气，可检查各部分塞子和橡皮管的连接是否紧密等，必要时可用熔融的固体石蜡密封——注意密封应在解除真空后才能进行)。然后慢慢旋开安全瓶上的旋塞，放入空气至系统内外压力相等。

然后在蒸馏瓶中加入不超过容积 1/2 的待蒸馏液体，关好安全瓶上的旋塞，开动抽气泵，调节毛细管上端的螺旋夹使毛细管下端有成串的小气泡冒出，再细心地调节安全瓶旋塞使压力计读数稳定在所需真空度上。

接下来开启冷却水并开始加热，烧瓶的圆球部位至少应有2/3浸入浴液中。一般控制浴温比待蒸馏液体的沸点高20～30 ℃，并调节加热强度，时刻注意压力计上所示的压力，如果不符则应进行调节，使每秒馏出1～2滴馏分。待达到所需的沸点时，移开热源，更换接收器（如为多尾接液管，旋转接收瓶位置即可），继续蒸馏。

蒸馏完毕依下列程序进行操作：移去热源、热浴，旋开毛细管上的螺旋夹；慢慢打开安全瓶上的旋塞解除真空，使测压计的水银柱缓慢地回复原状，若放得太快，水银柱很快上升，有冲破测压计的可能，待系统内外压力平衡后关闭压力计活塞；切断电源；关闭冷却水，取下接收器；自尾接管至蒸馏瓶依次拆除各件仪器并洗净后收存；如冷却阱中凝集有低沸点液体，应倒出后重新装好，关闭安全瓶上旋塞，将抽气管口堵起来以防水气进入保护系统。

八、过滤

过滤是最常用的固-液分离方法。当沉淀和溶液的混合物通过过滤器时，沉淀留在过滤器上；溶液通过过滤器而漏入接收的容器中，所得溶液称作滤液。

影响过滤速度的因素主要是溶液的温度、黏度、过滤时的压力、过滤器的空隙大小和沉淀物的状态。溶液的黏度越小，过滤越快。热溶液比冷溶液过滤快。减压过滤比常压过滤快。过滤器的空隙要适当，空隙太大会透过沉淀，空隙太小则易被沉淀堵塞，使过滤难以继续进行。沉淀呈胶状时，必须加热破坏后方可过滤；否则，胶状沉淀将透过过滤器。因此，应该结合具体情况，考虑各方面的因素来选择适当的过滤方法。

常压（普通）过滤、减压过滤（抽滤）是常用的两种过滤方法。

（一）常压过滤

此法通常使用60°角的圆锥形玻璃漏斗和滤纸。滤纸有定量滤纸和定性滤纸两种，根据过滤速度不同又可分为快速、中速和慢速3种。根据沉淀的性质可选择不同类型的滤纸，如$BaSO_4$等微细形沉淀，应选用慢速滤纸过滤；CaC_2O_4等粗晶形沉淀，宜选用中速滤纸过滤；而$Fe(OH)_3$等胶状沉淀，必须选用快速滤纸过滤。滤纸大小应根据沉淀量的多少来选择。

折叠常压过滤所用滤纸的方法如图1-4-31所示。用清洁、干燥的手将滤纸对折，根据漏斗角的大小，再对折滤纸，张开呈圆锥形，放入清洁而干燥的漏斗内，如滤纸与漏斗不充分贴合，改折滤纸呈钝角或锐角。贴合后，将3层滤纸一边的外层撕下一小角，以便内层更贴紧漏斗。

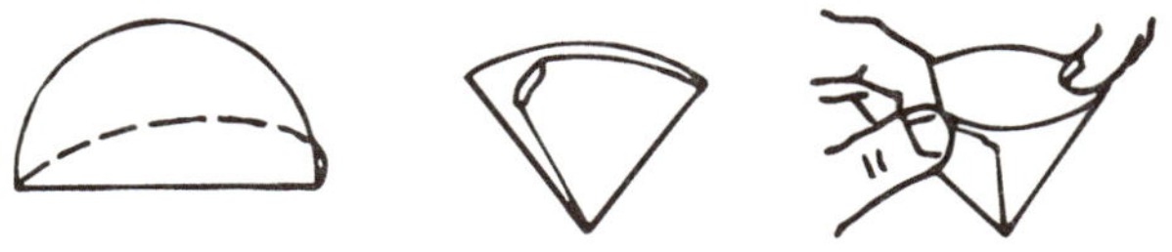

图1-4-31　滤纸折叠法

滤纸的边缘应比漏斗的边缘略低，滤纸放入漏斗后，用手按住3层滤纸的一边，用洗瓶挤水湿润滤纸，用清洁的手指小心按压滤纸，赶出滤纸与漏斗间的气泡，使滤纸与漏斗贴紧。再向滤纸中加水至滤纸边缘，漏斗颈内形成水柱，借助这段液柱的重力可起到抽滤的作用，加快过滤速度。若不能很好地形成水柱，可用手指堵住漏斗下口，稍稍掀起滤纸一边，用洗瓶向滤纸和漏斗的空隙处加水充满，压紧滤纸边，松开手指即可。

过滤时要注意，漏斗要放在漏斗架上，漏斗的出口要靠紧接受容器的内壁；先转移溶液，后转移沉淀。转移溶液时，把玻璃棒下端靠近3层滤纸处并引流，每次转移量不能超过滤纸容量的2/3

(图 1-4-32)。如果需要洗涤沉淀,则在溶液转移完后,向盛有沉淀的容器中加少量溶剂,充分搅拌并放置,待沉淀下沉后将洗涤液转移入漏斗,如此重复操作 2 ~3 遍,再把沉淀转移到滤纸上,洗涤时应按照"少量多次"的原则。

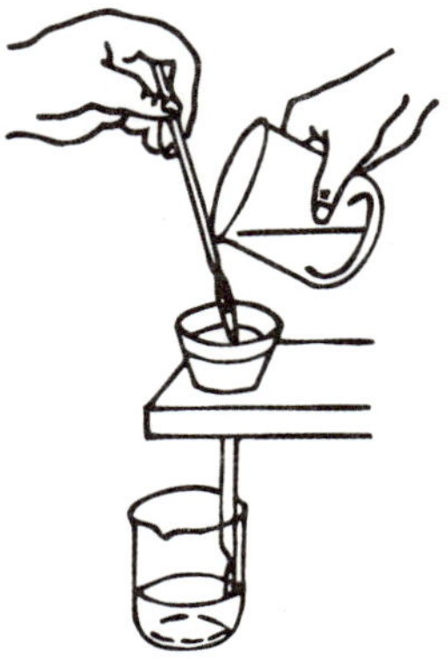

图 1-4-32 常压过滤

(二)减压过滤(抽滤)

常用的减压过滤装置如图 1-4-33 所示,它是由抽滤瓶、布氏漏斗、安全瓶和水泵组成的。减压过滤的原理是利用水泵抽出抽滤瓶内的部分空气,使抽滤瓶内压力减小,从而在布氏漏斗的液面与抽滤瓶内形成压力差,加快过滤速度。在抽滤瓶与水泵之间要连接一个安全瓶,以防止关闭水泵时引起倒吸,污染抽滤瓶内滤液。因此,在停止抽滤时,应该先打开安全瓶上的二通旋塞,然后关闭抽气泵,以防倒吸。

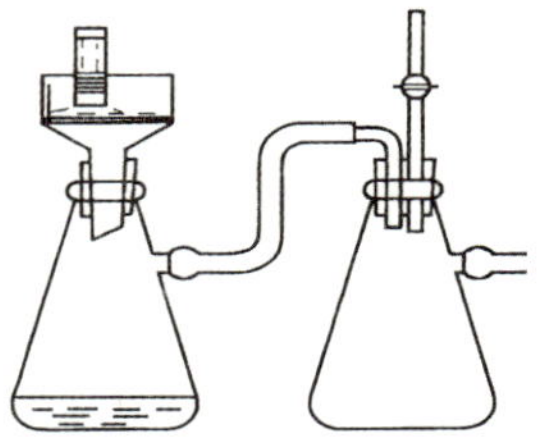

图 1-4-33 抽滤装置

过滤前检查漏斗的颈口是否对准抽滤瓶的支管,滤纸应剪成比漏斗内径略小的圆形,但能完全盖住所有的小孔。过滤时,应先用溶剂把平铺在漏斗上的滤纸润湿,然后微开水泵抽气,使滤纸紧贴在漏斗上。小心地把要过滤的混合物倒入漏斗中,加入的溶液不要超过漏斗容积的 2/3,使固体均匀地分布在整个滤纸面上,一直抽气到几乎没有液体滤出时为止。为了尽量把液体除净,可用玻璃瓶塞挤压过滤的固体——滤饼。

在漏斗上洗涤滤饼的方法是:先把滤饼尽量地抽干、压干,再缓慢开启安全瓶上的二通旋塞,吸入空气使恢复常压,把少量溶剂均匀地洒在滤饼上,并刚刚没过滤饼。静置片刻,使溶剂渗透滤饼,待有滤液从漏斗下端滴下时,重新抽气,再把滤饼尽量抽干压干。这样反复几次,就可把滤饼洗净了。

过滤某些浓的强酸、强碱或强氧化性溶液时不能用滤纸,因为它们会与滤纸作用而破坏滤纸,此时应在布氏漏斗上铺玻璃布或涤纶布来代替滤纸。另外,浓的强酸溶液也可使用烧结玻璃漏斗(也叫玻璃砂芯漏斗)过滤,但它不适用于强碱溶液的过滤,因为强碱会腐蚀玻璃。

九、萃取

萃取也是分离和提纯有机化合物常用的操作之一。应用萃取可以从固体或液体混合物中提取出所需要的物质,如天然产物中各种生物碱、脂肪、蛋白质和中草药的有效成分等都可用萃取的方法获得。萃取也可以用来洗去混合物中的少量杂质。通常称前者为"抽提"或"萃取",后者称为"洗涤"。

(一)基本原理

萃取是利用物质在两种不互溶(或微溶)溶剂中溶解度或分配比的不同来达到分离、提取或纯化目的的一种操作。假如某溶液由有机化合物 X 溶解于溶剂 A 而成,若要从中萃取 X,可选择一种对 X 溶解度很大而与溶剂 A 不相混溶且不起化学反应的溶剂 B。把该溶液放入分液漏斗中,加入适量溶剂 B,充分振荡。静置后,由于 A 与 B 不相混溶,分成上下两层。此时 X 在 A、B 两相间的浓度比在一定温度下为一常数,叫作分配系数,以 K 表示,这种关系称为分配定律。可用如下公式表示:

$$\frac{\text{X 在溶剂 A 中的浓度}}{\text{X 在溶剂 B 中的浓度}} = K$$

在萃取中，用一定量的溶剂一次萃取和分次萃取，其萃取效率是不一样的。设在V mL 溶液中，溶解有m_0 g的溶质X，每次用S mL溶剂B重复萃取。$m_1, m_2, \cdots, m_n$分别为萃取一次至n次后留在溶剂 A 中的溶质 X 的质量。根据分配定律：

一次萃取　$\dfrac{m_1/V}{(m_0 - m_1)/S} = K$　或　$m_1 = m_0 \dfrac{KV}{KV + S}$

两次萃取　$\dfrac{m_2/V}{(m_1 - m_2)/S} = K$　或　$m_2 = m_1 \dfrac{KV}{KV + S} = m_0\left(\dfrac{KV}{KV + S}\right)^2$

n次萃取　$m_n = m_0\left(\dfrac{KV}{KV + S}\right)^n$

因$\dfrac{KV}{KV + S}$恒小于1，所以n越大，m_n就越小，即萃取次数越多、萃取效果就越好。值得注意的是，上面的式子只适用于 A、B 两种溶剂几乎不互溶的情况。例如，A 是水，而 B 是苯、四氯化碳或氯仿时，上式适用；若 B 是与水有少量互溶的溶剂（如乙醚）则上式只为近似，只能粗略地估计结果。

例如，设已知 15 ℃时正丁酸在水与苯中的分配系数$K = \dfrac{1}{3}$，若有 4 g 正丁酸溶于100 mL 水的溶液，用 100 mL 苯进行萃取。

100 mL 苯一次萃取后正丁酸在水中剩余量为：

$$m_1 = 4 \times \frac{\frac{1}{3} \times 100}{\frac{1}{3} \times 100 + 100} = 1.0\ \text{g}$$

萃取效率为：$\dfrac{4 - 1}{4} \times 100\% = 75\%$。

100 mL 苯若分 3 次萃取后，正丁酸在水中剩余量为：

$$m_3 = 4\left(\frac{\frac{1}{3} \times 100}{\frac{1}{3} \times 100 + 33.3}\right)^3 = 0.5\ \text{g}$$

萃取效率为：$\dfrac{4 - 0.5}{4} \times 100\% = 87.5\%$。

从上面的计算可以看出，对一定量的溶剂，少量多次萃取效率要高于一次用全量萃取，但是当萃取剂总量不变时，萃取次数（n）增加，S就要减少。当$n > 5$时，n和S这两种因素的影响几乎抵消。再增加n，m_n/m_{n+1}的变化很小，所以一般同体积溶剂分为 3 ~ 5 次萃取即可。

上面的分析也适合于由溶液中萃取出（或洗涤去）溶解的杂质。

（二）萃取操作

1. 溶液中物质的萃取　在实验室中常见的是从水溶液中萃取溶质，常用的萃取仪器为分液漏斗。操作时应选择容积较液体体积大一倍以上的分液漏斗，把旋塞擦干，在旋塞上涂少许凡士林，塞好后再把旋塞向一个方向旋转至透明。将分液漏斗的玻塞和旋塞用橡皮筋套在漏斗上，并检查是否漏水。然后将漏斗放在固定的铁圈（或漏斗架）中，关闭旋塞，将要萃取的水溶液和萃取剂（一般为溶液体积的1/3）依次自上口倒入漏斗中，塞紧玻塞，取下分液漏斗振摇，使液层充分接触。具体振荡方法是：用右手紧握住分液漏斗的颈部，并紧紧顶住玻塞，用左手握住旋塞，以拇指和示指压住旋塞柄，倾斜倒置如图1-4-34(a)所示。上下轻轻振摇，分液漏斗在振摇时，漏斗内水及有机溶剂（如乙醚）会产生很大的蒸气压力，因此要经常放气，如图1-4-34(b)，以解除分液漏斗内的压力。如不经常放气，蒸气压会超过外界大气压，塞子就可能被顶开而出现漏液。放气时将漏斗下管斜向上方（勿对着人），用左手拇指和示指拧动旋塞使气体放出，立即关闭旋塞，继续振摇。如此重复至放气时只有很小压力后，再剧烈振摇2～3 min，然后将分液漏斗放回铁圈中静置。待两层液体完全分开后，打开上面的玻塞（或旋转玻塞对准气孔），再将旋塞慢慢旋开，下层液体自旋塞放出。分液时一定要尽可能分离干净，有时在两相间可能出现的一些絮状物也应同时放出。然后将上层液体从分液漏斗的上口倒出，切不可从旋塞放出，以免被残留在漏斗颈上的第一种液体所沾污。将水溶液倒回分液漏斗中，再用新的萃取剂萃取，一般需萃取3～5次。如分不清哪一层是有机相，可取少量任何一种液体，向其中加水，如分层即为有机相，不分层是水相。将所有的萃取液合并，加入合适的干燥剂干燥，然后蒸去溶剂，萃取所得的有机物视其性质可利用蒸馏、重结晶等方法进一步纯化。

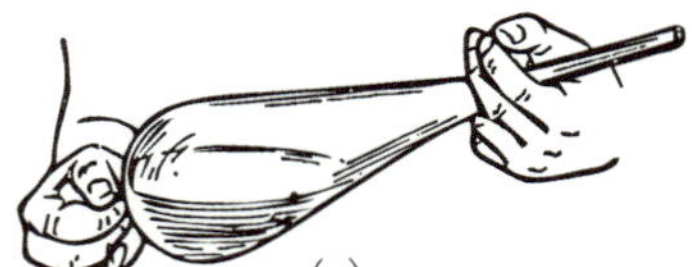
(a)

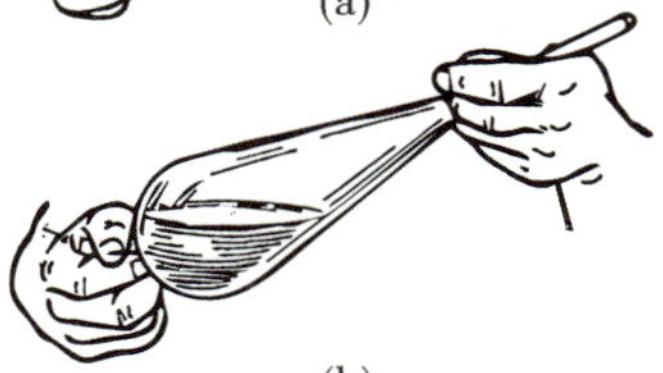
(b)

图1-4-34　分液漏斗的振摇

上述操作中的萃取剂是有机溶剂，它是根据“分配定律”使有机化合物从水溶液中被萃取出来。另一类萃取剂的萃取原理是利用它能与被萃取物质起化学反应，这种萃取通常用于从化合物中除去少量杂质或分离混合物，这类萃取剂常用的有5%氢氧化钠、5%或10%碳酸钠、碳酸氢钠溶液、稀盐酸、稀硫酸等。碱性的萃取剂可从有机相中除去有机酸，或从溶于有机溶剂的化合物中除去酸性杂质（形成钠盐溶于水中）；而酸性萃取剂可从混合物中萃取碱性物质或除去碱性杂质。

在萃取时，有时会遇到水层与有机层难以分层的现象（特别是当溶液呈碱性时，常常会产生乳化现象，难以分层）。破坏乳化的方法有以下几种：

(1)较长时间静置。

(2)若因水与有机溶剂能部分互溶而发生乳化，利用“盐析效应”可以加入少量电解质（如氯化钠），或加饱和食盐水，以增加水相的相对密度，同时又能降低有机物在水中的溶解度。

(3)若因溶液呈碱性而产生乳化，可加入少量稀硫酸或采用过滤等方法除去。

此外，根据不同情况，还可以加入其他破坏乳化的物质如乙醇、磺化蓖麻油等。

萃取溶剂的选择要根据被萃取物质在此溶剂中的溶解度而定，同时要易于和溶质分离，因此最好选用低沸点的溶剂，一般水溶性较小的物质可用石油醚萃取；水溶性较大的可用苯或乙醚；水溶性很大的用乙酸乙酯。第一次萃取时，使用溶剂的量，要较以后几次多一些，这主要是为了补充溶剂稍溶于水而引起的损失。

2. 固体物质的萃取　固体物质的萃取，常常是用浸出法或采用索氏(Soxhlet)提取器。前者是靠溶剂长期的浸泡溶解，而将固体物质中所需要组分浸出来，最常见的就是熬中药。采用浸出法比较简单，不需要特殊仪器，但提取效率比较低且溶剂需要量大。

索氏提取器（图1-4-35）是利用溶剂回流及虹吸原理，使固体物质连续多次被纯溶剂提取，所以效率比较高且节省溶剂。提取前应将固体物质研细，放入滤纸筒内，然后将其置于提取管中。滤纸筒的高度不要超过虹吸管的顶部。提取器的下端和盛有溶剂的烧瓶连接，上端接冷凝管。当加热烧瓶使溶剂沸腾时，蒸气通过导气管上升，被冷凝管冷凝为液体，滴入提取管中，当溶剂液面超过虹吸管的最高处时，即虹吸流回烧瓶，被提取物随溶剂进入烧瓶。通过连续的溶剂回流和虹吸作用，使固体中的可溶性物质富集到烧瓶中，再通过其他方法将提取到的物质从溶液中分离出来。

在提取过程中，应注意调节温度，因为随着提取过程的进行，蒸馏瓶内的液体不断减少，当从固体物质中提取出来的溶质较多时，温度过高会使溶质在瓶壁上结垢或炭化。当物质受热易分解或萃取剂沸点较高时，不宜使用此方法。

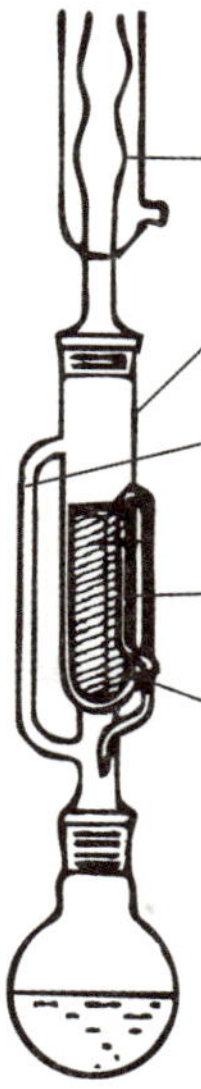

图 1-4-35　索氏提取器

十、重结晶

反应后得到的粗产物往往是不纯的，其中常夹杂有副产物、原料及催化剂等杂质。利用不同物质在同一溶剂中的溶解度的差异，可以对含有杂质的化合物进行纯化。纯化这些物质的有效方法通常是用合适的溶剂进行重结晶。它适用于产品与杂质溶解性质差别较大，且杂质含量小于5%的体系。

其基本原理是：固体物质在溶剂中的溶解度与温度密切相关，一般情况下，温度升高，溶解度增大；温度降低，溶解度减小。如果把固体溶解在热的溶剂中制成饱和溶液，冷却时，由于溶解度下降，溶液变成过饱和溶液而析出晶体。利用溶剂对被提纯物质及杂质的溶解度不同，让杂质全部或大部分仍留在溶液中（或热过滤时被滤除），从而达到提纯的目的。

重结晶提纯法的一般过程为：选择溶剂→热溶液的制备→脱色→热过滤→结晶体的析出、滤集→结晶体的干燥及测熔点。

1. 选择溶剂　选择合适的溶剂是重结晶操作中的关键之一。适宜的溶剂应符合下列条件。

（1）与被提纯化合物不起化学反应。

（2）被提纯化合物在溶剂沸点温度附近溶解度很大，而在室温或较低的温度下溶解度很小。

（3）杂质的溶解度应该非常大或非常小（这样可把杂质留在母液中，不随被提纯物的晶体析出；或使杂质在热过滤时滤去）。

（4）能生成较好的结晶。

（5）溶剂沸点适宜，沸点太低易挥发，难以操作；沸点太高挥发性低，晶体表面黏附的溶剂难以除去。

（6）价格低廉，毒性小，回收容易，操作安全。

重结晶常用的溶剂见表 1-4-6。

表 1-4-6　常用的重结晶溶剂性质

溶剂名称	沸点/℃	相对密度	极性	溶剂名称	沸点/℃	相对密度	极性
水	100	1.0	很大	环己烷	80.8	0.78	小
甲醇	64.7	0.792	很大	苯	80.1	0.88	小
乙醇(95%)	78.1	0.804	大	甲苯	110.6	0.867	小
丙酮	56.2	0.791	中	二氯甲烷	40.8	1.325	中
乙醚	34.5	0.714	小～中	四氯化碳	76.5	1.594	小
石油醚	30～60 60～90	0.68～0.72	小	乙酸乙酯	77.1	0.901	中

在选择溶剂时，应根据“相似相溶”原理，通常极性化合物易溶于极性溶剂中，非极性化合物易溶于非极性溶剂中。但最主要是通过实验选择溶剂。其方法如下：把少量(约 0.1 g)被提纯的样品研细放入试管中，滴入约 1 mL 溶剂，振荡下观察样品溶解情况，若不加热很快溶解，说明样品在此溶剂中的溶解度太大，不适宜做重结晶溶剂；若加热至沸腾，样品还不溶解，可慢慢再滴入溶剂，每次约加 0.5 mL 并加热至沸腾，若加入溶剂已达 3～4 mL，该样品仍不能溶解，则此溶剂也不适用。如果该样品能溶解在 1～4 mL 沸腾溶剂中，将试管冷却，以观察结晶析出情况。如结晶不能析出，可用玻璃棒摩擦试管壁，或用冰水冷却，促使结晶析出，若结晶仍不能析出，则此溶剂仍不适用。在这种条件下可改用其他溶剂或混合溶剂。无机化合物的重结晶使用水作溶剂即可，而对于有机化合物的重结晶常需要在合适的混合溶剂中进行。

混合溶剂一般是由两种能以任何比例互溶的溶剂组成，其中一种对被提纯的化合物溶解度较大，称为良溶剂；另一种溶解度很小，称为不良溶剂。操作时先加热使样品溶解于适量的良溶剂中；趁热过滤，以除去不溶性杂质或经脱色后的活性炭；趁热在滤液中滴加不良溶剂，至滤液出现浑浊为止；再加热或滴加极少量的良溶剂，使滤液刚好澄清，冷却至室温，使结晶全部析出。

如冷却后析出油状物，则需调整两溶剂的比例，再进行实验，或换另一对溶剂。有时也可将两种溶剂按比例预先混合好，再进行重结晶。一般常用的混合溶剂有：乙醇-水、丙酮-水、乙醚-甲醇、乙醚-石油醚、醋酸-水、吡啶-水、乙醚-丙酮、苯-石油醚等。

2. 热溶液的制备　选择好溶剂后，即可进行较大量产品的重结晶。

用水作为溶剂时，可在烧杯或锥形瓶中进行重结晶；而用有机溶剂时，则必须用锥形瓶或圆底烧瓶作为容器，同时还需装上回流冷凝管，防止溶剂挥发造成火灾，特别是以乙醚作为溶剂时，需先把水浴加热到一定温度，熄灭燃气灯后再开始操作。

在容器中加入几粒沸石和待提纯的样品，再加比需要量略少的适宜溶剂，加热微沸，若未完全溶解，可分次逐渐添加溶剂，再加热到微沸并摇动，直到刚好完全溶解，停止滴加溶剂，记录溶剂用量。再多加约 20% 的溶剂，主要为了避免溶剂挥发和热过滤时因温度降低，使晶体过早地在滤纸上析出而造成产品损失。溶剂过量不宜太多，太多难以析出结晶，此时需将溶剂蒸出，再冷却结晶。但要注意判断是否有不溶或难溶性杂质存在，以免误加过多溶剂。若难以判断，可先进行热过滤，然后将滤渣再以溶剂处理，并将两次滤液分别进行处理。

在溶解过程中，应避免被提纯的样品呈油珠状，这样往往混入杂质和少量溶剂，对纯化产品不利，还要尽量避免溶质的液化。具体方法是：①所选择溶剂的沸点应低于被提纯物的熔点。实在不能选择沸点较低的溶剂，则应在比熔点低的温度下进行溶解。②适当加大溶剂的用量。

3. 脱色　若溶液有颜色或存在少量树脂状物质或极细的不溶性杂质，难以用简单的过滤方法去除时，需用活性炭来处理。活性炭是一种多孔物质，可以吸附色素和树脂状杂质，但同时它也可以吸附被分离组分或其他组分，因此加入量不宜太多，一般为粗品质量的 1%～5%。活性炭在水溶液中进行脱色效果最好，在其他溶剂中也可使用，但在烃类等非极性溶剂中效果较差。使用方法是：先将待结晶化合物加热溶解在溶剂中；待热溶液稍冷后，加入活性炭，振摇，使其均匀分布在溶液中；加热煮沸 5～10 min 即可。注意千万不能在沸腾的溶液中加入活性炭，否则易引起暴沸，使溶液冲溅出来。

除用活性炭脱色外，也可采用柱层析来脱色，如氧化铝吸附色谱等。

4. 热过滤　制备好的热溶液，必须趁热过滤，以除去不溶性杂质及活性炭，应避免在过滤过程中有结晶析出。使用易燃溶剂进行热过滤操作时，附近的火源必须熄灭。选一颈短而粗的玻璃漏斗放在烘箱中预热，过滤时趁热取出使用。在漏斗中放一折叠式滤纸(菊形滤纸)，见图 1-4-36(a)，滤纸向外的棱边，应紧贴于漏斗壁上。先用少量热的溶剂润湿滤纸，然后加溶液，再用表面皿盖好漏斗，以减少溶剂挥发。如过滤的溶液量较多，则应用热水保温漏斗，将它固定安装妥当后，预先将夹套内的水烧热,如图 1-4-36(b),切忌在过滤时用火加热！若有少量结晶析出在滤纸上,可用少量热溶剂洗下。若结晶较多,用刮刀刮回原来的瓶中,再加适量溶剂溶解,过滤。滤毕后,将溶液瓶加盖,放置冷却。

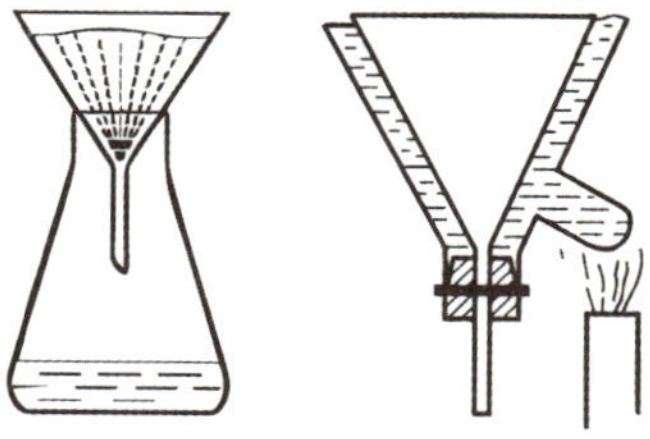

图 1-4-36　热滤装置

折叠滤纸的方法:将选定的圆滤纸按图 1-4-37,先一折为二,再对折成圆形的四分之一,展开后,以 1 对 4 折出 5,3 对 4 折出 6,如图中(a);1 对 6 折出 7,3 对 5 折出 8,如图中(b);以 1 对 5 折出 10,3 对 6 折出 9,如图中(c)。最后在八个等分的每一小格中间以相反方向[图中(d)]折成 16 等分。再在 1-2 和 2-3 处各向内折一小折面,展开后即得到折叠式滤纸,或称菊形滤纸,见图 1-4-37(e)。在折叠纹集中的圆心处折叠时切勿重压,否则滤纸的中央在过滤时容易破裂。在使用前,应将折好的滤纸翻转并整理好后再放入漏斗中。

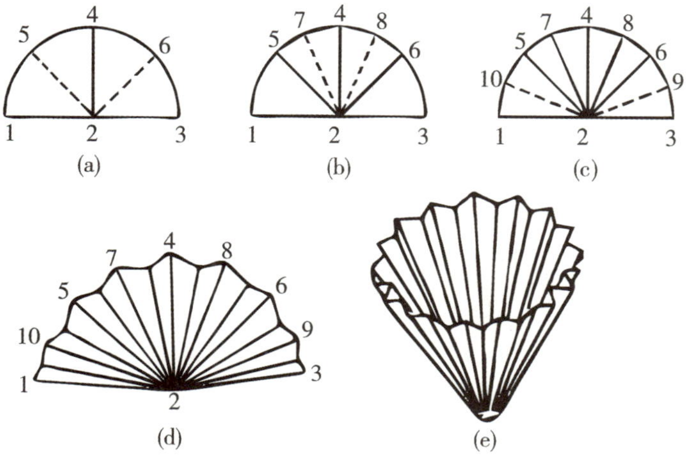

图 1-4-37　折叠式滤纸的折叠方法

整个热过滤操作中,周围不能有火源,应事先做好充分准备,操作应迅速。也可以在减压抽滤装置上进行热过滤,操作更为快速简便,其缺点是滤下的热溶液,由于减压溶剂易沸腾而被抽走,导致溶液浓度变大,晶体过早析出。减压热过滤装置同减压抽滤装置。

减压热过滤时应注意:滤纸不能大于布氏漏斗的底面;在过滤前应将布氏漏斗放入烘箱(或用电吹风)预热;抽滤前用同一热溶剂将滤纸润湿后抽滤,使其紧贴于漏斗的底面。

5. 结晶体的析出和滤集　若将热滤液迅速冷却或在冷却下剧烈搅拌,所析出的结晶颗粒很小,小晶体包裹杂质少。因其表面积较大,吸附在表面上的杂质较多,若将热滤液在室温或保温静置让其慢慢冷却,析出的结晶体较大,往往有母液或杂质包在结晶体之间。

杂质的存在将影响化合物晶核的形成和结晶体的生长。有时,虽已达到饱和状态也不析出结晶体。为了促进化合物结晶体析出,通常采取一些必要的措施,帮助其形成晶核,以利结晶体的生长。其方法如下:

(1)用玻璃棒摩擦瓶壁,以形成粗糙面或玻璃小点作为晶核,使溶质分子呈定向排列,促使晶体析出。

(2)加入少量该溶质的晶体于此过饱和溶液中,结晶体往往很快析出,这种操作称为“接种”或“种晶”。实验室如无此晶种,也可自己制备,取数滴过饱和溶液于一试管中旋转,使该溶液在试管壁表面呈一薄膜,然后将此试管放入冷冻液中,所形成的结晶作为“晶种”用,也可取一滴过饱和溶液于表面皿上,溶剂蒸发而得到晶种。

(3)冷冻过饱和溶液，再辅以玻璃棒摩擦瓶壁，温度低，则有利于形成结晶体。或将过饱和溶液放置冰箱内较长时间，亦可使结晶体析出。

有时被纯化物质呈油状物析出，长时间静置冷却，虽也可固化，但其固体杂质较多。用溶剂大量稀释，则产物损失较大。这时可将析出油状物溶液加热重新溶解，然后慢慢冷却。当发现油状物开始析出时便剧烈搅拌，使油状物在均匀分散的条件下固化，这样包含的母液较少。当然最好还是另选合适的溶剂，以便得到纯的结晶产品。

析出的结晶体与母液分离，常用布氏漏斗进行减压过滤。为了更好地将晶体与母液分开，最好用清洁的玻璃塞将晶体在布氏漏斗上挤压，并随同抽气尽量除去母液和结晶体表面残留的母液。可用很少量的溶剂洗涤，这时抽气应暂时停止，用玻璃棒或不锈钢刮刀将晶体挑松，使晶体润湿，稍待片刻，再抽气把溶剂滤去，重复操作 1 ~2 次。从漏斗上取出晶体时，注意勿使滤纸纤维附于晶体上，常与滤纸一起取出，待干燥后，用刮刀轻敲滤纸，晶体即全部下来。

6. 结晶体的干燥及测熔点　经洗涤后的结晶体，表面上还有少量的溶剂，因此应选用适当方法进行干燥。当使用的溶剂沸点比较低时，可在室温下使溶剂自然挥发。当使用的溶剂沸点比较高而产品又不易分解和升华时，可用红外灯烘干。当产品易吸水或吸水后易发生分解时，应用真空干燥器进行干燥。重结晶后的产物，必须充分干燥，可通过测定熔点来检验其纯度。

（袁建梅　王翠红）

第二部分

医用化学实验单元

第一章 基本实验

学习目标

本章为医用化学实验的基本实验项目，共15个实验单元，内容有基本操作训练、定量分析、常数测定、分离技术及验证性实验等类型。通过基本实验项目，旨在培养学生化学实验的基本操作技能，为开展综合性和设计性实验奠定基础。

实验一 葡萄糖分子量的测定

【实验导学】 本实验为化学常数测定实验。化合物的分子量是一个重要的物理化学数据，凝固点降低法是一种简单且准确测定分子量的方法。本实验涉及移液管、电子天平、贝克曼温度计等仪器的使用，有关移液管和电子天平的使用方法请预习本书相关内容。请实验前预习理论教材中稀溶液的依数性等相关知识。

实验预习中请思考以下问题：

1. 什么是稀溶液的凝固点？

2. 稀溶液的凝固点降低与溶液的质量摩尔浓度的数学关系式是什么？各物理量的含义是什么？

3. 当溶质在溶液中有离解、缔合和生成配合物等情况时，对分子量的测定值有什么影响？

4. 沸点升高法和凝固点降低法都可以用来测定非挥发性溶质的分子量，哪一种方法更准确？为什么？

5. 根据实验原理和步骤，请列出完成本实验所需的主要仪器和试剂。

实验目的

1. 掌握测定水的凝固点降低值，计算葡萄糖的分子量。

2. 熟悉溶液凝固点的测定技术，加深对稀溶液依数性的理解。

3. 了解贝克曼温度计的使用方法。

4. 水体系使该实验对环境零污染，改善了实验环境，培养学生绿水青山就是金山银山的环保理念。

实验原理

固体纯溶剂与溶液平衡共存的温度称为溶液的凝固点，含非挥发性溶质的双组分稀溶液的凝固点将低于纯溶剂的凝固点。凝固点降低是稀溶液的依数性质的一种表现，当溶剂的种类和数量确定后，凝固点降低值仅取决于所含溶质粒子的数量，凝固点降低值与溶液的质量摩尔浓度的关系为：

$$\Delta T_{\mathrm{f}} = T_{\mathrm{f}}^{0} - T_{\mathrm{f}} = K_{\mathrm{f}}\mathrm{b}_{\mathrm{B}}$$

式中，ΔT_{f}为凝固点降低值，T_{f}^{0} 为纯溶剂的凝固点，T_{f} 为溶液的凝固点，b_{B} 为溶液的质量摩尔浓度，K_{f} 为溶剂的凝固点降低常数，它的数值仅与溶剂的性质有关，与溶质性质无关。

若称取一定量的溶质 m_{B}(g) 和溶剂 m_{A}(g)，配成稀溶液，则此溶液的质量摩尔浓度为：

$$b_{\mathrm{B}} = \frac{m_{\mathrm{B}}}{M_{\mathrm{B}}m_{\mathrm{A}}} \times 10^{3}(\mathrm{mol} \cdot \mathrm{kg}^{-1})$$

式中，M_{B} 为溶质的分子量。将该式代入上式，整理得：

$$M_{\mathrm{B}} = K_{\mathrm{f}}\frac{m_{\mathrm{B}}}{m_{\mathrm{A}}\Delta T_{\mathrm{f}}} \times 10^{3}$$

若已知某溶剂的凝固点降低常数 K_{f} 值，通过实验测定此溶液的凝固点降低值 ΔT_{f}，即可计算出溶质的分子量 M_{B}。因此，本实验的关键是准确测定纯溶剂和溶液的凝固点。

本实验采用过冷法测定凝固点的降低。过冷法是将溶液逐渐冷却成为过冷溶液，然后通过搅拌或加入晶种促使溶剂结晶，放出的凝固热使体系温度回升，当放热与散热达到平衡时，温度不再改变，固液两相平衡共存的温度，即为溶液的凝固点。但需要注意的是过冷太甚或冰水浴温度过低，则凝固热抵偿不了散热，此时温度不能回升到凝固点，在温度低于凝固点时完全凝固，就得不到正确的凝固点。本实验是测纯溶剂与溶液凝固点之差，由于差值较小，所以采用较精密的贝克曼温度计。

实验步骤

1. 调节冰水浴的温度　取适量粗盐与冰水混合，使冰水浴温度为-3～-2 ℃(冰水浴的温度以不低于所测溶液凝固点 3 ℃为宜)，在实验过程中不断搅拌并不断补充碎冰，使其温度基本保持不变。

2. 溶剂凝固点的测定

(1)粗测凝固点　按图 2-1-1 所示安装凝固点测定仪。凝固点管、贝克曼温度计、玻璃搅拌棒均需清洁而干燥。用移液管向凝固点管内加入 25 mL 蒸馏水，将凝固点管直接插入冰水浴中(注意:冰水面要高于凝固点管中蒸馏水的液面)，上下移动搅拌棒，使水的温度逐渐降低，当有结晶析出时，取出凝固点管，擦干管外冰水，插入空气套管中，缓慢而均匀地搅拌(约 1 次·s^{-1})。观察贝克曼温度计读数，直至温度稳定，即为溶剂的近似凝固点。

（2）精测凝固点　取出凝固点管，用手温热使管中的固体完全溶化，将凝固点管直接插入冰水浴中缓慢搅拌，使溶剂较慢地冷却。当溶剂温度冷却至高于近似凝固点 0.5 ℃时，迅速将凝固点管取出，擦干后放在空气套管中。缓慢而均匀地搅拌（约 1 次·s^{-1}），使溶剂温度均匀下降。当温度低于近似凝固点 0.2～0.3 ℃时应急速搅拌（防止过冷超过 0.5 ℃），促使晶体析出。当晶体析出时，温度开始上升，立即改为缓慢搅拌，直至稳定，此稳定值即为溶剂的凝固点。以上操作重复测定 3 次，要求溶剂凝固点的绝对误差小于±0.003 ℃，3 次读数的算术平均值作为溶剂的精确凝固点。

3. 溶液凝固点的测定　用电子分析天平精确称取葡萄糖（约 2 g），取出凝固点管，如前将管中固体溶解后再插入空气套管中，从凝固点管的支管加入样品并不断搅拌，待葡萄糖全部溶解后，测定溶液的凝固点。测定方法与溶剂的相同，先测近似凝固点，再精确测定，但溶液凝固点取温度回升后所达到的最高值。重复测定 3 次，要求其绝对误差小于±0.003 ℃。

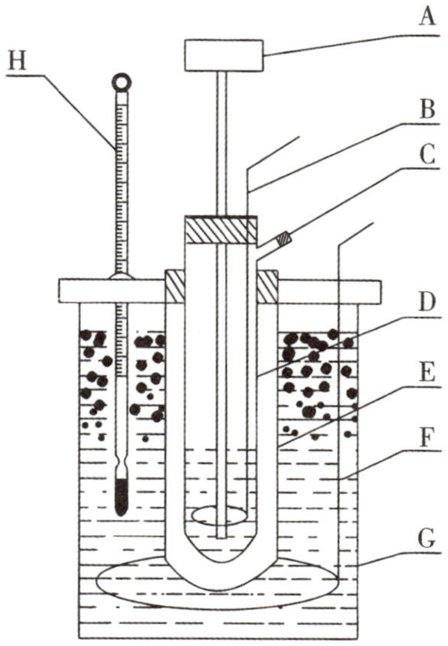

A. 贝克曼温度计；B. 内管搅拌棒；C. 投料支管；D. 凝固点管；E. 空气套管；F. 冰水浴搅拌棒；G. 冰槽；H. 温度计。

图 2-1-1　凝固点降低实验装置

数据记录与结果处理

1. 由水的密度，计算所取水的质量 m_A。

2. 将实验数据记入表 2-1-1 中。

表 2-1-1　实验数据

物质	质量/kg	凝固点/℃			凝固点降低值/℃
		测量值		平均值	
水		1			
		2			
		3			
葡萄糖		1			
		2			
		3			

3. 由所得数据计算葡萄糖的分子量，并计算与理论值的相对误差。

注意事项

1. 实验所用的凝固点管必须洁净、干燥。

2. 搅拌速度的控制是做好本实验的关键，每次测定应按要求的速度搅拌，并且测溶剂与溶液凝固点时搅拌条件要完全一致。

3. 温度对实验结果的影响很大，过高会导致冷却太慢，过低则测不出正确的凝固点。

4. 测量过程中析出的固体越少越好，以减少溶液浓度的变化，才能准确测定溶液的凝固点。若过冷太甚，溶剂凝固越多，溶液的浓度变化太大，使测量值偏低。在测量过程中可通过加速搅拌、控制过冷温度、加入晶种等控制过冷程度。

思考题

1. 为什么会产生过冷现象？如何控制过冷程度？
2. 实验中搅拌的作用是什么？何时该快？何时该慢？
3. 影响凝固点测量准确度的主要因素是什么？

（尚学芳）

实验二　酸碱标准溶液的配制与标定

【实验导学】 本实验涉及滴定分析中标准溶液的配制和酸碱滴定法的有关知识。要求掌握直接法和间接法配制酸碱标准溶液的方法，并通过强酸、强碱的相互滴定达到熟悉滴定操作的目的，具体实验中涉及容量瓶、滴定管、移液管、电子天平的使用及标准溶液的配制和标定、移液、滴定、称量等基本操作，请预习本书“溶液配制”和“滴定”及理论教材中酸碱质子理论和酸碱滴定法的相关内容，重点预习常用滴定分析仪器和电子天平的使用方法、酸碱指示剂选择的原则等。

实验预习中请思考以下问题：

1. 配好的 HCl 和 NaOH 溶液如不充分摇匀会有何影响？
2. 盛放 NaOH 溶液试剂瓶的塞子，为什么要用橡皮塞而不能用玻璃塞？
3. 在滴定分析中，滴定管为什么要用溶液润洗？滴定中使用的锥形瓶是否也要用溶液润洗？
4. 标定 $0.1\ mol \cdot L^{-1}$ HCl 时称取无水 Na_2CO_3 每份质量为 1.2～1.4 g，此称量范围是如何计算出来的？
5. 根据实验原理和步骤，请列出完成本实验所需的主要仪器和试剂。

实验目的

1. 掌握滴定分析仪器的正确使用和滴定分析的基本操作，以 Na_2CO_3 为基准物质标定 HCl 浓度的原理及方法。

2. 熟悉 $0.1\ mol \cdot L^{-1}$ 酸（HCl）、碱（NaOH）标准溶液的配制方法。

3. 通过深刻理解和实践验证医用化学中“量”的概念及其重要性，培养学生的职业能力和职业态度，养成良好的职业素养，加强素质教育。

实验原理

标准溶液是具有准确已知浓度的溶液，配制标准溶液的方法有两种，即直接法和间接法（标定法）。一般酸碱多因含有杂质或稳定性较差，不适合直接配制成标准溶液。浓盐酸中 HCl 易挥发，固体 NaOH 易吸收空气中的水分和 CO_2，不符合基准物质的条件，因而只能用间接法，即先配制成近似浓度的溶液，然后再用标准溶液标定其准确浓度。

用无水 Na_2CO_3 作基准物质，对 HCl 溶液进行标定，其反应为：

$$2HCl + Na_2CO_3 = 2NaCl + H_2O + CO_2\uparrow$$

化学计量点时：$\frac{1}{2}c(HCl) \cdot V(HCl) = c(Na_2CO_3) \cdot V(Na_2CO_3)$

$$c(HCl)=\frac{2c(Na_2CO_3)\cdot V(Na_2CO_3)}{V(HCl)}$$

此时,溶液为 CO_2 的饱和溶液,pH=3.87,可用甲基橙作为指示剂。

强酸强碱之间的滴定反应实质上就是 H^+ 与 OH^- 结合生成 H_2O 的反应:

$$H^+ + OH^- \rightleftharpoons H_2O$$

当达到化学计量点时:

$$c(HCl)\cdot V(HCl)=c(NaOH)\cdot V(NaOH)$$

$$或\frac{c(NaOH)}{c(HCl)}=\frac{V(HCl)}{V(NaOH)}$$

$$c(NaOH)=\frac{V(HCl)\cdot c(HCl)}{V(NaOH)}$$

此时 pH=7.00,滴定突跃范围的 pH 从 4.30 变化到 9.70,可用酚酞或甲基橙作为指示剂,本实验选用酚酞作为指示剂。

实验步骤

1. 配制近似 0.1 $mol\cdot L^{-1}$ HCl 溶液 500 mL　首先计算所需浓盐酸的体积,然后用洁净的量筒(10 mL)量取所需的浓盐酸,倒入盛有蒸馏水的小烧杯(100 mL)中,再将溶液转移到 500 mL 量筒中,用蒸馏水洗涤烧杯 2~3 次,洗涤液也倒入大量筒中,最后稀释至 500 mL,转移到洁净的 500 mL 玻璃塞试剂瓶中,摇匀,贴上标签备用。

2. 配制近似 0.1 $mol\cdot L^{-1}$ NaOH 溶液 250 mL　计算所需 NaOH 的量,用小烧杯在托盘天平上迅速称取所需量的 NaOH,加入适量蒸馏水,搅拌使其溶解,冷却后转入 250 mL 量筒中,用蒸馏水清洗烧杯 2~3 次,清洗液也倒入量筒中,最后稀释至 250 mL,倒入洁净的 250 mL 橡皮塞试剂瓶中,摇匀,贴上标签备用。

3. Na_2CO_3 标准溶液的配制　准确称取无水 Na_2CO_3 1.2~1.4 g(精确至 0.000 1 g)置于小烧杯中,加适量蒸馏水使之完全溶解,然后将溶液转入 250 mL 容量瓶中,用蒸馏水清洗烧杯 2~3 次,清洗液也全部转移到容量瓶中,加蒸馏水定容至刻度,摇匀,备用。

4. HCl 溶液浓度的标定

(1)将 Na_2CO_3 标准溶液装入碱式滴定管,从碱管中准确放出 Na_2CO_3 标准溶液约 20 mL 于一洁净的锥形瓶中,加入甲基橙指示剂 1~2 滴。

(2)将 HCl 溶液装入酸式滴定管,排除滴定管尖端气泡,记录初读数。

(3)用 HCl 溶液滴定。接近终点时,用蒸馏水淋洗瓶壁,然后逐滴加入 HCl 溶液,直至溶液由黄色恰变为橙色,并保持 30 s 不褪色即为滴定终点。平行测定 3 次,记录数据。3 次消耗 HCl 溶液体积的相对平均偏差不得超过 0.2%(半滴至 1 滴)。

5. NaOH 溶液浓度的标定

(1)将 NaOH 溶液装入碱式滴定管,记录初读数。

(2)从酸管中准确放出 HCl 溶液约 20 mL 于一洁净的锥形瓶中(溶液应沿着锥形瓶内壁流入,

以防溅出)，加入酚酞 2 滴。记录碱管初读数后，自碱管向锥形瓶中缓缓滴加 NaOH 溶液，同时不断旋摇锥形瓶。当滴至锥形瓶中溶液的红色褪去较慢时，可用少量蒸馏水淋洗瓶壁，再逐滴加入 NaOH，旋摇锥形瓶直至出现淡红色并保持 30 s 内不消失，即达滴定终点。记录 NaOH 溶液体积末读数，平行测定 3 次，记录数据，要求相对平均偏差不应超过 0.2%。

数据记录与结果处理

将实验数据记入表 2-1-2、表 2-1-3 中。

表 2-1-2　HCl 溶液浓度的标定

记录项目	编　号		
	1	2	3
$m(Na_2CO_3)/g$			
指示剂			
滴定终点颜色的变化			
$V_{初}(Na_2CO_3)/mL$			
$V_{末}(Na_2CO_3)/mL$			
$\Delta V(Na_2CO_3)/mL$			
$V_{初}(HCl)/mL$			
$V_{末}(HCl)/mL$			
$\Delta V(HCl)/mL$			
$c(HCl)/(mol \cdot L^{-1})$			
$c_{平均}(HCl)/(mol \cdot L^{-1})$			
相对平均偏差			

表 2-1-3　NaOH 溶液浓度的标定

记录项目	编　号		
	1	2	3
指示剂			
滴定终点颜色的变化			
$V_{初}(HCl)/mL$			
$V_{末}(HCl)/mL$			
$\Delta V(HCl)/mL$			
$V_{初}(NaOH)/mL$			
$V_{末}(NaOH)/mL$			
$\Delta V(NaOH)/mL$			
$c(NaOH)/(mol \cdot L^{-1})$			
$c_{平均}(NaOH)/(mol \cdot L^{-1})$			
相对平均偏差			

注意事项

1. 量取浓盐酸时应在通风橱内进行。
2. 称取固体 NaOH 时速度要快,因 NaOH 极易吸水,及时将 NaOH 试剂瓶盖好。

思考题

1. 如果在滴定开始前,未将滴定管下端的气泡排出,对结果有何影响?
2. 配制 Na_2CO_3溶液的容量瓶是否需要干燥?为什么?
3. Na_2CO_3作为基准物质标定 HCl 时为什么不用酚酞作为指示剂?

(袁建梅)

实验三 电离平衡和沉淀溶解平衡

【实验导学】 电离平衡和沉淀溶解平衡在医学、生命科学及工业生产等方面应用广泛，本实验旨在学习沉淀的生成、溶解和转化的条件，同离子效应对电离平衡的影响及盐类水解的影响因素，涉及酒精灯和离心管的使用及离心机的基本操作，详见本书相关内容。请实验前预习理论教材中强电解质溶液理论和难溶强电解质的沉淀溶解平衡等相关知识。

实验预习中请思考以下问题：

1. 什么是同离子效应？
2. 盐类水解的影响因素有哪些？
3. 沉淀生成、溶解和转化的条件是什么？
4. 根据实验原理和步骤，请列出完成本实验所需的仪器和试剂。

实验目的

1. 掌握沉淀的生成、溶解和转化的条件。
2. 熟悉同离子效应对电离平衡的影响。
3. 了解盐的水解及其影响因素。
4. 引导学生从微观世界的平衡升华到宏观世界的平衡，培养学生维护生态平衡，构建和谐社会，增强社会责任感。

实验原理

1. 同离子效应 弱电解质在水溶液中都会部分电离，电离出来的离子与未电离的分子处于平衡状态。例如：

$$HAc \rightleftharpoons H^+ + Ac^-$$

$$K_a = \frac{[H^+]\cdot[Ac^-]}{[HAc]}$$

如果向溶液中加入更多的 Ac^-（如 NaAc）或 H^+，都可以使平衡向左移动，降低 HAc 的电离度，这种作用称为同离子效应。

同离子效应能使弱电解质的电离度降低，从而改变弱电解质溶液的 pH 值。pH 值的变化可借助指示剂变色来确定。

2. 盐的水解 盐的离子与溶液中水电离出的 H^+ 或 OH^- 作用产生弱电解质的反应，称为盐的水解。

$$Ac^- + H_2O \rightleftharpoons HAc + OH^-$$

$$NH_4^+ + H_2O \rightleftharpoons NH_3\cdot H_2O + H^+$$

盐类水解程度的大小，主要由盐类的本性决定。此外还受温度、盐的浓度和酸度等因素的影响。

根据同离子效应，向溶液中加入 H^+或 OH^-就可以防止它们的水解。另外，由于水解反应是吸热反应，加热可促使盐类水解。

3. 沉淀-溶解平衡

(1)溶度积规则　难溶电解质的饱和溶液中，存在未溶解的固体与溶解的离子之间的多相平衡：

$$A_mB_n(s) \rightleftharpoons mA^{n+}(aq)+nB^{m-}(aq)$$

平衡常数 $K_{sp}=[A^{n+}]^m\cdot[B^{m-}]^n$，该常数称为 $A_mB_n(s)$的溶度积。在沉淀平衡中，同样存在同离子效应，若增加 A^+或 B^-的浓度，平衡向生成沉淀的方向移动，有沉淀析出。

根据溶度积规则可判断沉淀的生成或溶解，当 $IP=c_{A^+}\cdot c_{B^-}>K_{sp}$时，则有沉淀析出；$IP=c_{A^+}\cdot c_{B^-}=K_{sp}$时，溶液达到饱和，但仍无沉淀析出；$IP=c_{A^+}\cdot c_{B^-}<K_{sp}$时，溶液未饱和，没有沉淀析出。

(2)分步沉淀　如果在溶液中有两种或两种以上的离子都可以与同一种沉淀剂反应生成难溶盐，沉淀的先后次序是根据所需沉淀剂离子浓度的大小而定。所需沉淀剂离子浓度小的先沉淀出来，所需沉淀剂离子浓度大的后沉淀出来，这种先后沉淀的现象，称为分步沉淀。

所需沉淀剂浓度的计算：$[A^{n+}]=\sqrt[m]{\dfrac{K_{sp}}{[B^{m-}]^n}}$

(3)沉淀转化　一种沉淀生成以后可以转化为另一种比其更难溶的沉淀。

$$ML(s)+N(aq) \rightleftharpoons MN\downarrow+L(aq)$$

实验步骤

1. 同离子效应

(1)在试管中加入 5 滴 0.1 $mol\cdot L^{-1}$ HAc 溶液和 1 滴溴甲酚绿-甲基橙混合指示剂，摇匀，观察溶液颜色。再加入固体 NH_4Ac 少许，振摇使之溶解，观察溶液颜色的变化，解释原因。

(2)在试管中加入 5 滴 0.1 $mol\cdot L^{-1}$ $NH_3\cdot H_2O$ 溶液和 1 滴酚酞指示剂，摇匀，观察溶液颜色。再加入固体 NH_4Ac 少许，振摇使之溶解，溶液颜色有何变化，解释原因。

2. 盐类的水解及其影响因素

(1)温度对水解平衡的影响　在两支试管中分别加入 1 mL 0.5 $mol\cdot L^{-1}$ NaAc 溶液，先将其中一支试管加热，然后同时向两支试管中加入 1 滴酚酞指示剂，观察溶液颜色的变化，解释原因。

(2)溶液酸度对水解平衡的影响　在试管中加入米粒大小的 $Bi(NO_3)_3$固体，再加少量水，摇匀后观察现象。然后向试管中加 6 $mol\cdot L^{-1}$ HCl 溶液至沉淀完全溶解为止。再用水稀释又有何变化？解释有关现象。在配制 $Bi(NO_3)_3$溶液时应注意什么问题？还能找出类似的盐类吗？

(3)在试管中加入 1 mL 0.1 $mol\cdot L^{-1}$的 $Al_2(SO_4)_3$溶液，然后再加入 1 mL 0.5 $mol\cdot L^{-1}$ $NaHCO_3$溶液，有何现象？用水解平衡观点解释。写出反应方程式并说明该反应的实际应用。

3. 沉淀溶解平衡

(1)沉淀的生成　取 2 支试管，分别加入 0.01 $mol \cdot L^{-1}$ $Pb(NO_3)_2$溶液 4 滴，向第一支试管中加入 5 滴 0.001 $mol \cdot L^{-1}$ KI，向第二支试管中加入 5 滴 0.1 $mol \cdot L^{-1}$ KI，观察现象并解释原因。

另取 1 支离心管，将上述实验生成的 PbI_2离心分离后，吸取上层清液逐滴滴加 0.1 $mol \cdot L^{-1}$ KI，验证同离子效应对 PbI_2溶解度的影响。

(2)沉淀的溶解　向试管中加入 5 滴 0.5 $mol \cdot L^{-1}$ $BaCl_2$溶液，再加入 3 滴饱和$(NH_4)_2C_2O_4$溶液，观察沉淀的生成。离心分离弃去上层清液，在沉淀物中逐滴加入 6 $mol \cdot L^{-1}$ HCl 溶液振荡、搅拌，观察有什么现象，写出反应方程式并解释原因。

再取一支试管，加入 2 滴 0.1 $mol \cdot L^{-1}$ KCl 和 2 滴 0.1 $mol \cdot L^{-1}$ $AgNO_3$溶液，振荡，观察反应产物的状态和颜色。然后再加入数滴 1.0 $mol \cdot L^{-1}$ $NH_3 \cdot H_2O$ 溶液，观察现象并解释。

(3)分步沉淀　用离心管分别制备 AgCl、Ag_2CrO_4沉淀，观察其颜色，为下面实验对照使用。

向一支离心管中加入 3 滴 0.1 $mol \cdot L^{-1}$ NaCl 溶液和 3 滴 0.1 $mol \cdot L^{-1}$ K_2CrO_4溶液，并将该溶液稀释至 2 mL，然后边振荡边滴加 0.1 $mol \cdot L^{-1}$ $AgNO_3$溶液，当白色沉淀中开始出现砖红色时，停止加入 $AgNO_3$溶液。离心分离，吸取上层清液并滴入数滴 0.1 $mol \cdot L^{-1}$ $AgNO_3$溶液。观察并比较离心分离前后所生成的沉淀颜色有何不同。试通过计算解释原因。

(4)沉淀的转化　取两支离心管，分别加入几滴 0.5 $mol \cdot L^{-1}$ K_2CrO_4、NaCl 溶液，均加入 2 滴 0.1 $mol \cdot L^{-1}$ $AgNO_3$溶液，观察 Ag_2CrO_4和 AgCl 沉淀的生成和颜色。离心，弃去上清液，向 Ag_2CrO_4沉淀中加入 0.5 $mol \cdot L^{-1}$ NaCl 溶液，向 AgCl 沉淀中加入 0.5 $mol \cdot L^{-1}$ K_2CrO_4溶液，充分搅拌，哪种沉淀的颜色发生变化？实验说明 Ag_2CrO_4、AgCl 中何者溶解度较小？

向离心管中加入 5 滴 0.1 $mol \cdot L^{-1}$ $Pb(NO_3)_2$溶液和 3 滴 1.0 $mol \cdot L^{-1}$ NaCl 溶液，待沉淀完全后，离心分离，用蒸馏水洗涤一次。在沉淀中加入 3 滴 0.1 $mol \cdot L^{-1}$ KI 溶液，观察沉淀的转化和颜色的变化。

按上述操作得到 $PbCl_2$后加入 10 滴饱和 Na_2SO_4溶液、5 滴 0.5 $mol \cdot L^{-1}$ K_2CrO_4溶液、5 滴 1.0 $mol \cdot L^{-1}$ Na_2S 溶液，每加入一种新的溶液后都观察沉淀的转化和颜色的变化。用上述生成物溶解度数据解释实验中出现的现象，并总结沉淀转化的条件。

注意事项

1. 1 mL 试剂取用可以使用滴管滴 20 ~ 25 滴即可。
2. 滴管请勿交叉使用，取完液体后立即放回原处，防止试剂污染。
3. $AgNO_3$具有氧化性，并有一定的腐蚀性，使用时请勿溅到身上和手上。

思考题

1. 用酚酞是否能正确指示 HAc 或 NH_4Cl 溶液的 pH 值？为什么？
2. 为什么 $NaHCO_3$水溶液呈碱性？而 $NaHSO_4$水溶液呈酸性？
3. 加热对水解有何影响？
4. 沉淀的溶解和转化的条件各有哪些？

（吴宏伟）

实验四 缓冲溶液的配制和性质

【实验导学】 缓冲溶液在生物化学和临床医学中应用广泛，本实验旨在学习缓冲溶液的配制及影响缓冲容量的因素，涉及 pH 试纸的使用和滴定的基本操作，详见本书相关内容。缓冲溶液的配制方法有别于一般溶液，请预习理论教材第四章缓冲溶液中的缓冲溶液的配制、pH 值的计算、缓冲溶液的性质、缓冲容量的影响因素等相关内容。

实验预习中请思考以下问题：

1. 什么是缓冲溶液？缓冲溶液的组成有什么特点？
2. 缓冲溶液 pH 值如何计算？
3. 什么是缓冲容量？影响缓冲容量的因素有哪些？

实验目的

1. 掌握缓冲溶液的配制方法。
2. 熟悉缓冲溶液的缓冲性质。
3. 了解缓冲容量与缓冲对总浓度及缓冲比的关系。
4. 引导学生将实验结果与理论课所学知识进行对比，培养学生理论联系实际的能力。

实验原理

1. 缓冲溶液的配制与 pH 值的计算　能抵抗少量外来强酸、强碱或适当稀释而保持溶液 pH 值基本不变的溶液称为缓冲溶液。按照酸碱质子理论，缓冲溶液一般是由足够浓度的共轭酸碱对组成，其中共轭酸为抗碱成分，共轭碱为抗酸成分。

缓冲溶液的 pH 值可用下式计算：

$$\mathrm{pH} = \mathrm{p}K_a + \lg\frac{[\text{共轭碱}]}{[\text{共轭酸}]}$$

缓冲溶液 pH 值主要决定于共轭酸的 K_a 值，同时与缓冲比有关。

若配制缓冲溶液所用的共轭酸碱对的原始浓度均为 c，共轭酸的体积为 V_a，共轭碱的体积为 V_b，总体积为 V，混合后共轭酸的浓度为$\frac{c \cdot V_a}{V}$，共轭碱的浓度为$\frac{c \cdot V_b}{V}$，则：

$$\frac{[\text{共轭碱}]}{[\text{共轭酸}]}=\frac{cV_b/V}{cV_a/V}=\frac{V_b}{V_a}$$

所以缓冲溶液 pH 值可写为：

$$pH = pK_a + \lg \frac{V_b}{V_a}$$

配制缓冲溶液时，共轭酸碱对溶液的体积按理论计算值量取，混合均匀即可得到一定 pH 值的缓冲溶液。

2. 缓冲溶液的性质　任何缓冲溶液的缓冲作用都是有限度的。如果加入的酸或碱过多或稀释过度，都会使缓冲溶液丧失其缓冲作用。缓冲溶液的缓冲能力可以用缓冲容量来表示。缓冲比越接近 1，缓冲容量越大，而当缓冲比确定时，共轭酸碱对总浓度越大，缓冲容量越大。缓冲溶液的有效缓冲范围的 pH 值为 $pK_a \pm 1$。

实验步骤

1. 缓冲溶液配制　甲、乙、丙 3 种缓冲溶液的组成如表 2-1-4。如配制 3 种缓冲溶液各 10 mL，计算所需各组分的体积，并填入表 2-1-4 中。按计算所需各组分的体积配制甲、乙、丙 3 种缓冲溶液于已标号的 3 支试管中。用广泛 pH 试纸测定所配制的缓冲溶液的 pH 值，填入表 2-1-4 中。试比较实验值与计算值是否相符(保留溶液，留作下面实验用)。

2. 缓冲溶液的性质　缓冲溶液对强酸和强碱的缓冲能力。

(1)在两支试管中各加入 3 mL 蒸馏水，用精密 pH 试纸测定其 pH 值，然后分别加入 3 滴 0.1 $mol \cdot L^{-1}$ HCl 和 0.1 $mol \cdot L^{-1}$ NaOH 溶液，再用精密 pH 试纸测其 pH 值，填入表 2-1-5 中。

(2)将实验 1 中配制的甲、乙、丙 3 种溶液依次各取 3 mL，每种取 2 份，共 6 份，分别加入 3 滴 0.1 $mol \cdot L^{-1}$ HCl 和 0.1 $mol \cdot L^{-1}$ NaOH 溶液，用精密 pH 试纸测其 pH 值并填入表 2-1-5 中。

3. 缓冲容量　缓冲容量与缓冲对总浓度的关系：用 2.0 $mol \cdot L^{-1}$ NaOH 溶液滴定下面两种缓冲溶液，以酚酞作指示剂，记录溶液刚由无色变浅红色时消耗的碱液体积，结果填入表 2-1-6 中，并解释实验结果。

(1)2.5 mL 0.1 $mol \cdot L^{-1}$ HAc 与 2.5 mL 0.1 $mol \cdot L^{-1}$ NaAc 的混合液。

(2)2.5 mL 1.0 $mol \cdot L^{-1}$ HAc 与 2.5 mL 1.0 $mol \cdot L^{-1}$ NaAc 的混合液。

数据记录与结果处理

表 2-1-4　缓冲溶液理论配制与实验测定

缓冲溶液	pH 值(计算值)	缓冲溶液的组成(各物质浓度均为 0.1 $mol \cdot L^{-1}$)	各组分的体积/mL	pH 值(实验值)
甲	4	HAc+NaAc		
乙	7	NaH_2PO_4+ Na_2HPO_4		
丙	10	$NH_3 \cdot H_2O$+ NH_4Cl		

表 2-1-5 缓冲溶液的性质

测试溶液	蒸馏水			甲		乙		丙	
所加物质	无	加酸	加碱	加酸	加碱	加酸	加碱	加酸	加碱
pH 值									
解释原因									

表 2-1-6 缓冲容量与缓冲对总浓度的关系

试管	试管内的溶液	$V(NaOH)/mL$	解释原因
1	2.5 mL 0.1 $mol \cdot L^{-1}$ HAc 与 2.5 mL 0.1 $mol \cdot L^{-1}$ NaAc		
2	2.5 mL 1.0 $mol \cdot L^{-1}$ HAc 与 2.5 mL 1.0 $mol \cdot L^{-1}$ NaAc		

注意事项

1. 吸量管需专管专用，再移取其他溶液时要清洗润洗。
2. 实验结束后要将所有玻璃仪器清洗干净，试管、烧杯分别倒扣在试管架或桌面上。

思考题

1. 通过实验，总结缓冲溶液的缓冲容量与缓冲对的总浓度有什么关系？
2. 缓冲溶液的 pH 值与哪些因素有关？其中主要的决定因素是什么？

（袁建梅）

实验五 胶体溶液的制备和性质

【实验导学】 本实验为验证性实验，主要涉及电泳仪的使用。请实验前预习理论教材中胶体溶液的制备方法，胶体溶液的光学、电学性质，胶团的结构及溶胶的聚沉作用等内容。

实验预习中请思考以下问题：

1. 溶胶粒子的大小范围是多少？胶体的基本性质有哪些？
2. 溶胶粒子的电学性质有哪4种？其中哪两种是因电而动，哪两种是因动而电？
3. 溶胶粒子的聚沉能力与哪些因素有关？
4. 溶胶粒子在电场中为什么会发生电泳现象？
5. 根据实验原理和步骤，请列出完成本实验所需的主要的仪器和试剂。

实验目的

1. 掌握胶体溶液的制备方法。
2. 熟悉溶胶的光学、电学性质。
3. 了解溶胶的聚沉及大分子溶液对溶胶的保护作用和敏化作用。
4. 感受化学知识的应用性，激发学生对医用化学的学习兴趣。

实验原理

1. 胶体溶液的制备　胶体是分散相粒子直径在1～100 nm之间的分散体系，包括溶胶和大分子化合物溶液。

溶胶的制备方法有分散法和凝聚法。分散法是用适当的方法把较大的物质颗粒变为胶粒大小的质点，主要有研磨法、粉碎法、超声波法、胶溶法等；凝聚法则是使物质的分子或离子聚合成较大颗粒，从而得到溶胶，常用的有化学凝聚法、物理凝聚法、更换溶剂法等。

本实验采用水解反应凝聚法来制备$Fe(OH)_3$溶胶和AgI溶胶：

$$FeCl_3+3H_2O \xrightleftharpoons{100℃} Fe(OH)_3(溶胶)+3HCl$$

$$AgNO_3+KI \rightleftharpoons AgI(溶胶)+KNO_3$$

2. 胶体溶液的性质

(1)光学性质　因胶粒直径小于可见光波长，故可见光照射在胶粒上会发生散射现象。这时，从与光束垂直的方向上看，可见一个发亮的光锥，即丁达尔(Tyndall)现象。这是胶体所特有的性质，可以用来区分溶胶与真溶液。

(2)电学性质　胶粒具有较强的吸附能力，能够选择性地吸附电解质离子而带电。如$Fe(OH)_3$

溶胶粒子可吸附溶液中的 FeO^+ 而带正电，而 AgI 溶胶当 KI 过量时吸附 I^- 带负电。在外加电场的作用下，带电胶粒向带相反电荷的电极定向移动的现象，称为电泳。通过电泳实验，可以判断溶胶粒子带电的性质。

(3) 胶体溶液的聚沉　胶粒带电是溶胶稳定的主要原因，当胶粒所带电荷被全部或部分中和（如加入电解质或带有相反电荷的溶胶）后，溶胶的稳定性就会被破坏而发生聚沉。所加电解质离子与胶粒带相反电荷的离子数目越多，价数越高，则其聚沉能力越大。加热也可使溶胶发生聚沉。

(4) 大分子溶液对溶胶的保护作用和敏化作用　当溶胶中加入大分子溶液后，大分子吸附在胶粒周围起到保护溶胶的作用。具有保护作用的大分子结构中应具有与分散相胶粒有较强亲和力的吸附基团和与溶剂有良好亲和力的稳定基团。

当加入的大分子物质的量不足时，溶胶的胶粒黏附在大分子上，大分子起了一个桥梁作用，把胶粒联系在一起，使之更容易聚沉，大分子溶液的这种作用称为敏化作用。

实验步骤

1. 溶胶的制备

(1) 制备 $Fe(OH)_3$ 溶胶　在 100 mL 的烧杯中加 50 mL 蒸馏水，加热至沸腾，然后边搅拌边逐滴加入 0.1 mol·L^{-1} 的 $FeCl_3$ 溶液 3 mL（每滴约 0.05 mL），加完后保持沸腾 1 ~ 2 min，即生成红褐色的 $Fe(OH)_3$ 溶胶，冷却备用。

(2) 制备 AgI 溶胶　在一个 50 mL 的烧杯中加入 0.025 mol·L^{-1} 的 KI 溶液 20 mL，然后边搅拌边逐滴加入 0.025 mol·L^{-1} $AgNO_3$ 溶液 10 mL，即得 AgI 溶胶，放置备用。

2. 溶胶的光学性质和电学性质

(1) 光学性质（丁达尔现象）　将 $Fe(OH)_3$ 溶胶和 AgI 溶胶分别置于试管中，在暗处让一束光从试管侧面透射过胶体，从与光束垂直的方向上观察，记录现象（表 2-1-7）。若 $Fe(OH)_3$ 溶胶的丁达尔现象不明显，可加入 3 ~ 5 滴 8 mol·L^{-1} 氨水。

(2) 电学性质（电泳现象）　将 $Fe(OH)_3$ 溶胶冷至室温，测其电导率，用 0.1 mol·L^{-1} KCl 溶液和蒸馏水配制与溶胶电导率相同的辅助液。

用少量 $Fe(OH)_3$ 溶胶洗涤电泳仪 2 ~ 3 次，然后注入 $Fe(OH)_3$ 溶胶直至液面高出两边旋塞少许，关闭两旋塞，倒出多余的溶胶。

用蒸馏水把电泳仪两边旋塞以上的部分荡洗干净，然后在两管内注入辅助液至管口，并把电泳仪固定在铁架台上。

将两铂电极插入支管内，开启中间旋塞使管内两辅助液面等高，关闭中间旋塞，缓缓开启两边旋塞（勿使溶胶液面扰动）。然后打开稳压电源，控制电压约 150 V，通电约 15 min，观察溶胶液面移动现象，测量计算出溶胶界面的高度差，并判断胶粒所带电荷，完成表 2-1-7。

3. 溶胶的聚沉

(1) 电解质对溶胶的作用　取 3 支试管，各加入 2 mL $Fe(OH)_3$ 溶胶，然后逐滴向第一支试管加入 KCl(2.0 mol·L^{-1})、第二支试管加入 K_2CrO_4(0.01 mol·L^{-1})、第三支试管加入 $K_3[Fe(CN)_6]$(0.005 mol·L^{-1})溶液，都加到刚出现浑浊为止。将所加电解质溶液的体积记录在表 2-1-8 中，并简要说明所加电解质溶液的量与其阳离子所带电荷大小的关系。

(2) 胶体溶液的相互作用　在一支试管中加入 2 mL AgI 溶胶，然后逐滴加入 $Fe(OH)_3$ 溶胶，并不断振荡，观察现象并解释原因（表 2-1-9）。

（3）加热对溶胶的作用　在一支试管中加入 2 mL AgI 溶胶并加热至沸腾，观察现象并解释原因（表 2-1-9）。

4. 大分子溶液对溶胶的敏化作用和保护作用　取 3 支试管，分别加入 $Fe(OH)_3$溶胶 1 mL，各加入 0.5% 的聚乙烯醇溶液 1.0 mL、1.5 mL、2.0 mL，加水至相同体积，再分别逐滴加入 KCl（2.0 $mol\cdot L^{-1}$）溶液，边加边摇，直至试管刚刚出现浑浊，记录所加滴数，完成表 2-1-10，比较数据结果，做出合理解释。

数据记录与结果处理

表 2-1-7　溶胶的光学性质和电学性质

实验内容		现象记录	解释原因
丁达尔现象	$Fe(OH)_3$溶胶		
	AgI 溶胶		
电泳现象			

表 2-1-8　电解质使溶胶发生聚沉

试管编号	所加试剂	加入电解质的体积 V/mL	解释原因
1	$Fe(OH)_3$+KCl		
2	$Fe(OH)_3$+ K_2CrO_4		
3	$Fe(OH)_3$+ $K_3[Fe(CN)_6]$		

表 2-1-9　带相反电荷的溶胶及加热使溶胶发生聚沉

试管编号	溶胶	条件	现象	解释原因
1	AgI	加入 $Fe(OH)_3$		
2	AgI	加热		

表 2-1-10　大分子溶液对溶胶的敏化作用和保护作用

试管编号	所加试剂种类及体积	出现浑浊时 KCl 的用量	解释原因
1	1 mL $Fe(OH)_3$+1.0 mL PVA +1.0 mL H_2O		
2	1 mL $Fe(OH)_3$+1.5 mL PVA +0.5 mL H_2O		
3	1 mL $Fe(OH)_3$+2.0 mL PVA		

注意事项

1. 制备溶胶用的烧杯一定要光滑洁净。
2. 制得的溶胶最好要经过净化处理。
3. 实验中用到的试管一定要清洗干净,避免其他离子的干扰。
4. 向 U 形管中注入溶胶时要缓缓地加入,以保证溶胶界面的清晰。

思考题

1. 溶胶具有光学、电学性质的原因是什么?
2. 用 $FeCl_3$ 溶液制备 $Fe(OH)_3$ 溶胶时,为什么要加热? 加热时间能否太长,为什么?
3. 溶胶稳定存在的主要原因是什么?
4. KI 溶液的量确定而 $AgNO_3$ 过量时,所制备的 AgI 溶胶能否与 $Fe(OH)_3$ 溶胶相互聚沉?

(范秉琳)

实验六　镁摩尔质量的测定

【实验导学】 本实验利用置换法，通过理想气体状态方程式，最终计算出镁的摩尔质量。实验中涉及分析天平、气筒和气压计的使用等操作，有关分析天平的使用方法请预习本书“电子分析天平”的相关内容。实验前请参阅理论教材等参考书，预习有关气体状态方程及分压定律的知识点。

实验预习中请思考以下问题：

1. 置换法测定镁摩尔质量的原理是什么？
2. 分析本实验测定时可能导致测试误差的原因。
3. 测定摩尔质量还有什么方法，原理各是什么？如给定葡萄糖或者大分子物质（如多糖、蛋白质等），如何进行测定？通过查阅文献资料，至少写出一种方案并给出设计思路。
4. 以流程图的方式，写出本实验测定镁摩尔质量设计步骤，并注明步骤的注意事项和缘由。

实验目的

1. 掌握气态方程和分压定律的有关计算。
2. 熟悉量气管和气压计的使用。
3. 了解置换法测定镁的摩尔质量的原理和方法。
4. 培养学生勇于创新的科学精神。

实验原理

在一定温度 T 和压力 p 下，一定质量（m）的镁与足量的稀硫酸反应，可置换一定体积的氢气（含水蒸气）。

$$Mg + H_2SO_4 = MgSO_4 + H_2\uparrow$$

常压下的氢气可近似看作理想气体，根据气体状态方程和化学方程式，则有：

$$p_{H_2}V = nRT = \frac{m}{M}RT$$

R 为常数，R＝8.314，R 的单位 $Pa\cdot m^3\cdot(mol\cdot K)^{-1}$。

根据分压定律：$p_{H_2} = p - p_{H_2O}$（我们所需的是氢气的压力，但不能直接得到，所以通过大气的压力减去水蒸气的压力即是氢气的压力）（图 2-1-2）。

整理后可得：

$$M=\frac{mRT}{(p-p_{H_2O})V}$$

实验步骤

1. 称量　用分析天平准确称取两份已擦去表面氧化膜的镁条，每份重 0.028 0～0.032 0 g（称至 0.000 1 g）。

2. 装配仪器和赶走气泡　装配好仪器（图 2-1-2），由漏斗注水至近于量气管刻度"0"的位置，上下移动漏斗以驱赶量气管与橡皮管内的气泡。

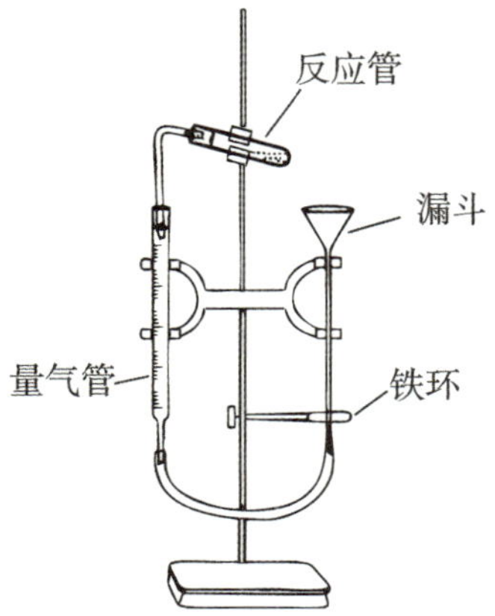

图 2-1-2　气体常数的测定

3. 检查装置的气密性　将各连接处的橡皮塞塞紧，漏斗下移适当的距离并固定，如果连气管内的液面只在开始时稍有下降，以后维持恒定，经 3～5 min 不变，可判断装置不漏气。

4. 装硫酸、贴镁条　将漏斗移至原处，取下试管，用另外的漏斗向试管中注入 2 mol·L^{-1} H_2SO_4 溶液 5 mL（切勿使酸沾在试管内壁上），再用一滴水将镁条沾在试管内壁上部，以确保镁条不与酸接触。将试管倾斜固定在铁架台上，塞紧橡皮塞，再一次检查装置是否漏气（根据连通器的原理检查装置是否漏气）。

5. 记录初始液面位置　将漏斗移至量气管近右侧，使两者液面处于同一水平面，记下量气管液面刻度。

6. 化学反应　将试管直立，使镁条落入酸中，而后将试管按原样固定，同时移动漏斗，使量气管与漏斗液面始终大体保持一致。

7. 记录终点位置　镁条反应完后，待试管冷至室温（约经十几分钟，也可用冷水在试管外冷却），将漏斗移至量气管近右侧，使两者处于同一水平，记下液面位置，稍等 1～2 min，再记下液面位置。若两次读数相等，则表明管内温度与室温一致。

8. 记录实验时的室温和大气压力。

数据记录与结果处理

将实验数据记入表 2-1-11 中。

表 2-1-11 镁摩尔质量的测定

记录项目	编号		
	1	2	3
镁条质量 m_{Mg}/g			
室温 t/K			
大气压 p/kPa			
t(K)时饱和水蒸气压 p_{H_2O}/kPa			
反应前量气管液面读数 V_1/mL			
反应后量气管液面读数 V_2/mL			
氢气的体积 V_{H_2}/mL			
镁摩尔质量实测值 $M_{实}$/(g·mol^{-1})			
镁摩尔质量平均值 $M_{平}$/(g·mol^{-1})			
镁摩尔质量理论值 $M_{理论}$/(g·mol^{-1})	24.305		
测量的相对误差/%			

$$测量的相对误差=\frac{M_{实}-M_{理}}{M_{理}}\times 100\%$$

注意事项

1. 镁条表面的氧化膜影响镁摩尔质量测定的准确度，需要将其清除。
2. 镁和硫酸反应前，将镁条沾在试管内壁上，防止其与硫酸接触。
3. 保持测定装置不漏气。

思考题

1. 如果镁条表面的氧化膜未擦除干净，对实验结果有何影响？
2. 读取液面位置时，为什么要使气管和漏斗中的液面保持在同一水平面上？
3. 反应后试管未冷却就记录气管中的液面刻度对实验结果有何影响？
4. 如果滴定管内水中的气泡没有赶尽，对实验结果有何影响？

（范秉琳）

实验七 维生素 C 含量的测定

【实验导学】 本实验为滴定分析法中的氧化还原滴定法，采用直接碘量法测定市售维生素 C 片剂中维生素 C 的含量。其操作程序与酸碱滴定法相同，涉及碘量瓶、滴定管、移液管的使用及移液、滴定等基本操作，请根据以上实验操作情况，复习本书相关内容及理论教材中碘量法的相关内容。

实验预习中请思考以下问题：

1. 用直接碘量法测定维生素 C 含量的基本原理是什么？
2. 碘标准溶液是如何配制的？
3. 用直接碘量法滴定维生素 C 时，为什么需要在弱酸中进行？
4. 为什么必须用新煮沸并冷却的蒸馏水溶解维生素 C 片剂？
5. 根据实验原理和步骤，请列出完成本实验所需的仪器和试剂。

实验目的

1. 掌握直接碘量法测定维生素 C 含量的原理和方法。
2. 熟悉淀粉指示剂的变色原理和终点颜色的判断。
3. 培养学生实事求是的科学态度。

实验原理

维生素 C（$C_6H_8O_6$）又称抗坏血酸，是一种水溶性维生素，在氧化还原代谢中起调节作用，缺乏它可引起坏血病。维生素 C 具有较强的还原性，维生素 C 分子中含有还原性的烯二醇基，能被 I_2 定量氧化成二酮基，反应式如下：

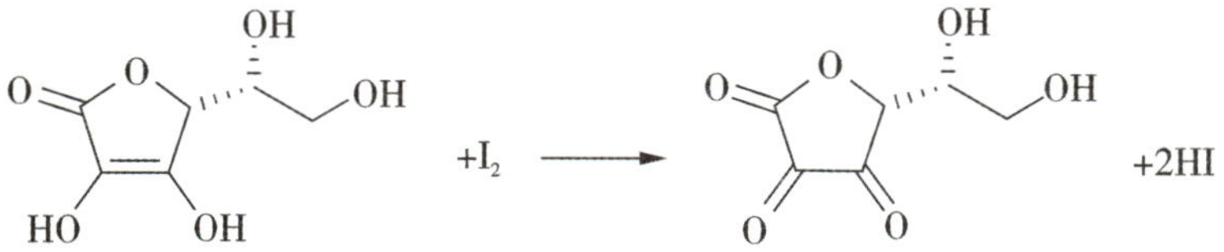

化学计量点时：$n(C_6H_8O_6) = n(I_2)$

$$维生素\ C\% = \frac{c(I_2) \cdot V(I_2) \cdot M(V_C)}{m(样品)} \times 100\%$$

此反应在弱酸溶液中进行得相当完全，在中性或碱性溶液中，维生素 C 易受空气中的氧气氧化。采用直接碘量法测定维生素 C 时，可选择淀粉溶液为指示剂。直接碘量法可测定药片、注射液、蔬菜、水果中维生素 C 的含量。

实验步骤

准确称取约0.2 g维生素C片剂(研成粉末),置于250 mL碘量瓶中,加入新煮沸并冷却的蒸馏水100 mL、10 mL 2 mol·L^{-1} HAc和2 mL 0.5%淀粉指定剂,立即用I_2标准溶液(0.05 mol·L^{-1})滴定至溶液显稳定的蓝色,30s内不褪色即为终点。平行滴定3次,计算维生素C的含量。

数据记录与结果处理

将实验数据记入表2-1-12中。

表2-1-12　维生素C含量的测定

记录项目	编号		
	1	2	3
m(维生素C)/g			
$c(I_2)/(mol·L^{-1})$			
指示剂			
滴定终点颜色的变化			
$V_{初}(I_2)$/mL			
$V_{末}(I_2)$/mL			
维生素C/%			
平均维生素C/%			
相对平均偏差			

注意事项

1. 维生素C的滴定反应在酸性溶液中进行,因为在酸性介质中维生素C受空气中氧气的氧化速度稍慢,较为稳定,但样品溶于稀酸后,仍需立即进行滴定。
2. 称样前将维生素C片研成粉末,称样后应立即溶解测定,以免维生素C被空气氧化而损失。
3. 必须用新煮沸并冷却的蒸馏水溶解样品,目的是减少蒸馏水中的溶解氧。

思考题

1. 为什么维生素C可以用直接碘量法测定?
2. 维生素C片剂称取量是如何确定的?

(尚学芳)

实验八 水硬度的测定

风险点

【实验导学】 本实验为滴定分析法中的配位滴定法，其操作程序与酸碱滴定法相同，涉及容量瓶、滴定管、移液管、分析天平的使用及标准溶液的配制和标定、移液、滴定、称量等基本操作。配位滴定法的原理有别于酸碱滴定法和氧化还原滴定法，表现在滴定体系的酸度控制、共存离子的干扰排除、指示剂的选择依据和变色原理等方面，请实验前参阅理论教材中配位滴定法的相关内容。实验后认真总结3种滴定分析方法各自的特点。

实验预习中请思考以下问题：

1. 什么是水的硬度？测定水硬度有什么意义？
2. 如何正确采集水样？
3. 本实验滴定的对象为自来水样，锥形瓶用自来水洗涤后还需要用蒸馏水洗涤吗？
4. 本实验应该使用酸式滴定管还是碱式滴定管？
5. 根据实验原理和步骤，请列出完成本实验所需的仪器和试剂。

实验目的

1. 掌握用配位滴定法测定水硬度的原理。
2. 熟悉EDTA标准溶液的配制与标定的方法。
3. 了解水硬度的测定意义和常用的硬度表示方法。
4. 培养学生保护生态环境的意识。

实验原理

1. EDTA标准溶液的配制与标定　EDTA标准溶液常用乙二胺四乙酸（ethylenediamine tetraacetic acid，EDTA）的二钠盐配制，纯度较高的EDTA二钠盐可用直接法配制其标准溶液，纯度不足者，先配制成近似浓度的溶液，然后以Zn或ZnO为基准物标定其浓度。滴定在pH=10的条件下进行，以铬黑T为指示剂，溶液由紫红色变为纯蓝色时即为终点。

滴定前：$Zn^{2+}+HIn^{2-} \rightleftharpoons ZnIn^{-}+H^{+}$

终点前：$Zn^{2+}+H_2Y^{2-} \rightleftharpoons ZnY^{2-}+2H^{+}$

终点时：$ZnIn^{-}+H_2Y^{2-} \rightleftharpoons ZnY^{2-}+HIn^{2-}+H^{+}$

（紫红色）　　　　（纯蓝色）

2. 水样硬度的测定　水的硬度是指水中Ca^{2+}、Mg^{2+}的含量，它包括暂时硬度和永久硬度。水硬度是表示水质的一个重要指标，硬度的表示方法有很多种，通常以每升水中含有的Ca^{2+}、Mg^{2+}的量换

算成 $CaCO_3$ 的毫克数来表示，即每升水中含相当于 1 mg $CaCO_3$ 的 Ca^{2+}、Mg^{2+}时，其硬度为 1 $mg \cdot L^{-1}$。也可以用每升水中含有的 Ca^{2+}、Mg^{2+}的量换算成 CaO 的质量(mg)来表示，即每升水中含 10 mg CaO 为 1 度来表示水的硬度。国家《生活饮用水卫生标准》(GB 5749—2006)规定城乡生活饮用水总硬度(以 $CaCO_3$ 计)不得超过 450 $mg \cdot L^{-1}$。

测定 Ca^{2+}、Mg^{2+}的总量时，在 pH=10 的缓冲溶液中，以铬黑 T 为指示剂，用 EDTA 标准溶液滴定至待测溶液由紫红色变为纯蓝色即为终点。反应过程如下：

$$\text{滴定前：} Mg^{2+} + HIn^{2-} \rightleftharpoons MgIn^{-} + H^{+}$$

$$\text{终点前：} Ca^{2+}(Mg^{2+}) + H_2Y^{2-} \rightleftharpoons CaY^{2-}(MgY^{2-}) + 2H^{+}$$

$$\text{终点时：} \underset{\text{(紫红色)}}{MgIn^{-}} + H_2Y^{2-} \rightleftharpoons MgY^{2-} + \underset{\text{(纯蓝色)}}{HIn^{2-}} + H^{+}$$

在测定 Ca^{2+}的含量时，首先将溶液的 pH 值调至 12～13，使 Mg^{2+}生成难溶的$Mg(OH)_2$沉淀。然后加入钙指示剂与 Ca^{2+}形成红色配合物。用 EDTA 标准溶液滴定时，EDTA 首先与游离的 Ca^{2+}配位，在终点时，EDTA 夺取与指示剂配位的 Ca^{2+}，使指示剂游离出来，溶液由红色变为蓝色。

Mg^{2+}的含量即为 Ca^{2+}、Mg^{2+}的总量与 Ca^{2+}的含量的差值。

实验步骤

1. 0.01 $mol \cdot L^{-1}$ EDTA 溶液的配制　称取 $EDTA \cdot 2Na \cdot 2H_2O$ 约 1.9 g，加 500 mL 蒸馏水使其溶解(必要时可稍微加热)，贮存在硬质玻璃瓶或聚乙烯塑料瓶中，摇匀。

2. EDTA 溶液的标定　准确称取纯锌粒 0.15～0.20 g，置于 100 mL 烧杯中，加 5 mL 6 $mol \cdot L^{-1}$ HCl 溶液，盖上表面皿，使锌粒完全溶解(必要时稍微加热)。冷却后用蒸馏水多次冲洗表面皿和烧杯内壁，将冲洗液定量转移到 250 mL 容量瓶中，加蒸馏水定容至标线，摇匀。

准确移取 25.00 mL Zn^{2+}标准溶液于 250 mL 锥形瓶中，逐滴加入 1∶1 $NH_3 \cdot H_2O$ 直至开始出现白色 $Zn(OH)_2$ 沉淀，再加入 10 mL pH≈10 的 NH_3-NH_4Cl 缓冲溶液，并用蒸馏水稀释至约 100 mL，加 2～3 滴铬黑 T 指示剂，用待标定的 EDTA 溶液滴定至溶液由紫红色变为纯蓝色即为终点。平行测定 3 次，记录数据于表 2-1-13 中，计算 EDTA 溶液的浓度 c(EDTA)。

$$c(\mathrm{EDTA}) = \frac{m(\mathrm{Zn}) \times \dfrac{25.00}{250.00} \times 1\ 000}{M(\mathrm{Zn}) \cdot V(\mathrm{EDTA})} (\mathrm{mol \cdot L^{-1}})$$

3. 水硬度的测定　取水样 100 mL 于 250 mL 锥形瓶中，加入 5 mL pH≈10 的NH_3-NH_4Cl 缓冲液、2～3 滴铬黑 T 指示剂，用 EDTA 标准溶液滴定至溶液由紫红色转变为纯蓝色，即为终点。平行测定 3 次，并记录数据于表 2-1-14 中，计算水样的硬度。

$$\text{水的硬度} = \frac{c(\mathrm{EDTA}) \cdot V(\mathrm{EDTA}) \cdot M(\mathrm{CaCO_3})}{100} \times 1\ 000(\mathrm{mg \cdot L^{-1}})$$

4. 水样 Ca^{2+}和 Mg^{2+}含量测定　取水样 100 mL 于 250 mL 锥形瓶中，加入 2 mL 6 $mol \cdot L^{-1}$ NaOH

溶液(pH≈12～13)、4～5 滴钙指示剂,用 EDTA 标准溶液滴定至溶液由紫红色变为纯蓝色,即为终点。平行测定 3 次,并记录数据于表 2-1-15 中,计算水样的 Ca^{2+} 和 Mg^{2+} 的含量。

数据记录与结果处理

表 2-1-13　EDTA 溶液的标定

记录项目	编　号		
	1	2	3
$m(Zn)/g$			
指示剂			
滴定终点颜色的变化			
$V(Zn^{2+})/mL$			
$V_{初}(EDTA)/mL$			
$V_{末}(EDTA)/mL$			
$\Delta V(EDTA)/mL$			
$c(EDTA)/(mol\cdot L^{-1})$			
$c_{平均}(EDTA)/(mol\cdot L^{-1})$			
相对平均偏差			

表 2-1-14　水硬度的测定

记录项目	编　号		
	1	2	3
指示剂			
滴定终点颜色的变化			
V(水样)/mL			
$V_{初}(EDTA)/mL$			
$V_{末}(EDTA)/mL$			
$\Delta V(EDTA)/mL$			
水的硬度/$(mg\cdot L^{-1})$			
平均硬度/$(mg\cdot L^{-1})$			
相对平均偏差			

表 2-1-15　Ca^{2+}和 Mg^{2+}的含量测定

记录项目	编　号		
	1	2	3
指示剂			
滴定终点颜色的变化			
V(水样)/mL			
$V_{初}$(EDTA)/mL			
$V_{末}$(EDTA)/mL			
ΔV(EDTA)/mL			
$c(Ca^{2+})/(mg\cdot L^{-1})$			
$c(Mg^{2+})/(mg\cdot L^{-1})$			
$c_{平均}(Ca^{2+})/(mg\cdot L^{-1})$			
$c_{平均}(Mg^{2+})/(mg\cdot L^{-1})$			

注意事项

1. $EDTA\cdot 2Na\cdot 2H_2O$ 在水中溶解较慢，可加热使溶解或放置过夜。
2. 贮存 EDTA 溶液可选用硬质玻璃瓶，使用聚乙烯瓶贮存更好。避免与橡皮塞、橡皮管等接触。
3. 应注意水样采集时间、方式、容器等。

思考题

1. 你认为影响本实验结果准确度的关键步骤有哪些？
2. 实验中如果未加入 $pH\approx 10$ 的 NH_3-NH_4Cl 缓冲溶液，会影响测定吗？
3. 配位滴定法与酸碱滴定法有哪些相同点和不同点？配位滴定中指示剂的选择依据和变色原理是什么？

（杨志军）

实验九 分光光度法测定 Fe^{3+} 的含量

【实验导学】 本实验为仪器分析法中的光谱分析法。实验中涉及溶液的配制及分光光度计的使用。分光光度计的测定原理、构造及使用方法请参考本书“分光光度计”的相关内容，并参阅理论教材中第十章“紫外-可见分光光度法”，预习重点为分光光度计的使用方法、分光光度法的测定原理及影响测定准确度的因素等。

实验预习中请思考以下问题：

1. 利用分光光度法测定 Fe^{3+} 时为什么不能直接测定而是先需要显色？有哪些试剂可以与 Fe^{3+} 显色？
2. 测定溶液吸光度时，为何要扣除参比溶液的吸光度？
3. 分光光度计使用前预热时，为何要将样品室盖打开？
4. 根据实验原理和操作步骤，请列出完成本实验所需的仪器和试剂。

实验目的

1. 掌握 7200 型分光光度计的使用方法。
2. 熟悉分光光度法定量分析的原理。
3. 培养学生理论和实践相辅相成的辩证思维。

实验原理

根据朗伯-比尔（Lambert-Beer）定律，当吸光物质的种类、溶剂、溶液温度一定时，具有一定波长的单色光通过 有色物质溶液时，有色物质对光的吸收程度（用吸光度 A 表示）与其浓度（c）和液层厚度（b）成正比。关系式为：

$$A = Kbc$$

式中 K 为吸光系数，与入射光的波长、溶剂和温度等有关，是物质在一定波长下的特征常数。

在分光光度法中，当条件一定时，则 $A = K'c$，式中 K' 为常数，A 与 c 呈线性关系。

有色溶液对单色光的吸收具有选择性，即同一溶液对不同波长的单色光吸收的程度不同，进行定量分析时，测定波长一般选用物质的最大吸收波长（λ_{max}），以提高测定的灵敏度。物质的最大吸收波长可以通过绘制吸收曲线（图 2-1-3）的方法来确定。即以不同波长的单色光照射同一溶液，分别测定溶液对不同波长单色光的吸光度。以波长为横坐标，吸光度为纵坐标，描绘的曲线称为吸收曲线，吸光度最大时对应的波长即为最大吸收波长。

标准曲线法是常用的定量分析方法。具体操作时，首先配制一系列不同浓度的标准溶液，在相同分析条件下，分别测定其吸光度。然后以浓度为横坐标，吸光度为纵坐标，绘制的曲线称为标准曲线（图 2-1-4）。再在同样条件下测定未知浓度溶液的吸光度，在标准曲线上查出其准确浓度。

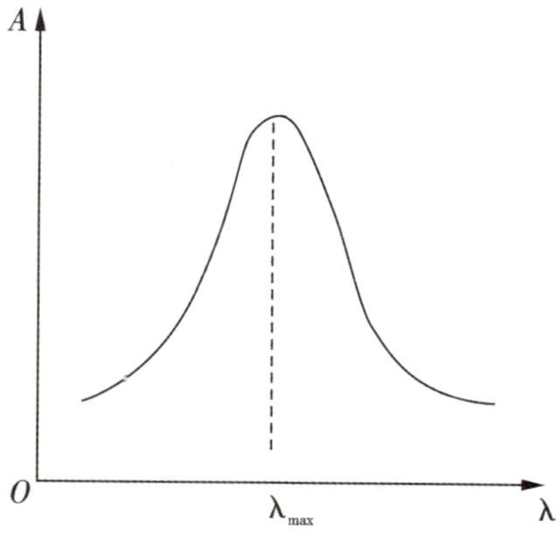

图 2-1-3　吸收曲线

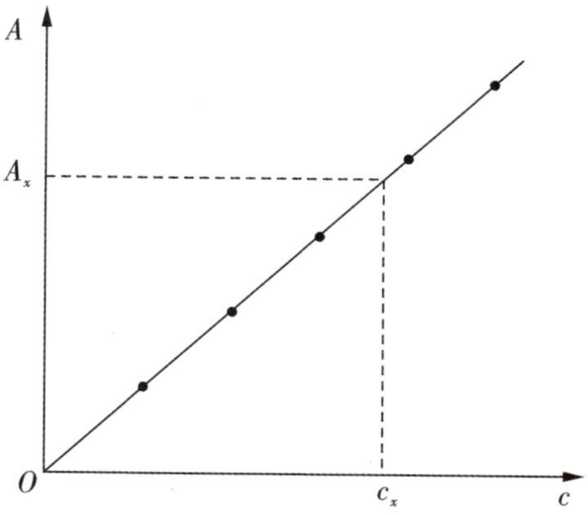

图 2-1-4　标准曲线

许多无色物质的溶液可以通过与显色剂作用，生成有色物质，再使用分光光度法进行测定，可提高测量的灵敏度。如浓度很小的 Fe^{3+} 溶液基本无色，常用 KSCN 或磺基水杨酸为显色剂测定 Fe^{3+} 的含量。

Fe^{3+} 与 SCN^- 作用生成血红色的配离子。其显色反应如下：

$$Fe^{3+} + 6SCN^- \longrightarrow [Fe(SCN)_6]^{3-}（血红色）$$

在不同酸度下，Fe^{3+} 和磺基水杨酸生成组成不同的配合物。若控制溶液 pH 值在 8.0 ~ 11.5 的条件下显色，生成黄色三磺基水杨酸合铁配合物。其显色反应为：

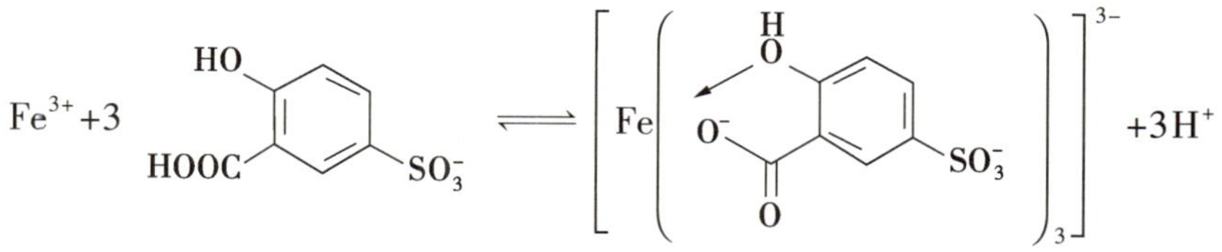

实验步骤

1. 吸收曲线的绘制

（1）显色溶液的配制　取 50 mL 的容量瓶一只，用吸量管向其中加入 2.50 mL Fe^{3+} 标准溶液（0.10 $mg \cdot mL^{-1}$），3 mL HNO_3（3 $mol \cdot L^{-1}$），5 mL KSCN（300 $g \cdot L^{-1}$）和两滴 $(NH_4)_2S_2O_8$（50 $g \cdot L^{-1}$），定容摇匀即得显色溶液。

（2）参比溶液的配制　取 50 mL 的容量瓶一只，向其中加入 3 mL HNO_3（3 $mol \cdot L^{-1}$），5 mL KSCN（300 $g \cdot L^{-1}$）和两滴 $(NH_4)_2S_2O_8$（50 $g \cdot L^{-1}$）。定容摇匀即得参比溶液。

（3）吸收曲线的绘制　将显色溶液和参比溶液分别装入 1 cm 的比色皿，放入比色皿槽中，把参比溶液推入光路，按照分光光度计使用方法调节透光率为“0”和“100%”。然后将显色溶液推入光路，在波长 430 ~ 570 nm 范围内，每隔 20 nm 测定一次吸光度，且每次变换波长都要重新调透光率为“0”和“100%”。当相邻两次吸光度值差别较大时，改为每隔 10 nm 测定一次，然后改为每隔 5 nm，直至1 nm 测定一次。在有吸收峰处，波长间隔要小些，多测几次，记录各波长所对应的吸光度值。以波

长 λ 为横坐标,吸光度 A 为纵坐标,绘制吸收曲线,并确定最大吸收波长 λ_{max}。

2. 标准曲线的绘制　以 KSCN 为显色剂配制标准溶液:取 50 mL 的容量瓶 5 个并编号,按顺序分别加入 Fe^{3+} 标准溶液(0.10 mg·mL^{-1})0.00、1.00、1.50、2.00、2.50 mL,再各加入 3 mL HNO_3(3 mol·L^{-1}),5 mL KSCN(300 g·L^{-1})和两滴$(NH_4)_2S_2O_8$(50 g·L^{-1}),定容摇匀备用。

将分光光度计的波长选定为最大吸收波长,把配制的 1 号标准溶液(参比溶液)装入比色皿,调节分光光度计的透光率为"0"和"100%",然后依次测定标号为 2、3、4、5 的标准溶液的吸光度并记录(表 2-1-16)。以吸光度为纵坐标,标准溶液中 Fe^{3+} 的浓度为横坐标,在坐标纸上描点绘图即得标准曲线。

3. 待测溶液的显色及其 Fe^{3+} 含量的测定　取 50 mL 的容量瓶一只,加入待测溶液 2.00 mL,3 mL HNO_3(3 mol·L^{-1}),5 mL KSCN(300 g·L^{-1})和两滴$(NH_4)_2S_2O_8$(50 g·L^{-1}),定容摇匀即可。将显色后的待测溶液装入比色皿,并用参比溶液调节分光光度计的透光率为"0"和"100%",然后测定待测溶液的吸光度,从标准曲线上查出其相应的浓度 c_x,则待测溶液的浓度为:

$$c_{待测溶液}=\frac{c_x\times 50.00}{2.00}(\text{mg}\cdot\text{mL}^{-1})$$

数据记录与结果处理

表 2-1-16　标准溶液及待测溶液吸光度的测定

λ_{max} =______nm　比色皿______cm

溶液编号	1	2	3	4	5	6(待测溶液)
吸光度 A						
$c_{Fe^{3+}}$/(mg·mL^{-1})						

注意事项

1. 用 KSCN 显色时,SCN^- 可将 Fe^{3+} 慢慢还原为 Fe^{2+} 而使颜色变浅,加入强氧化剂$(NH_4)_2S_2O_8$ 可防止这一过程发生。

2. 配制系列标准溶液时,一定要小心,切勿将母液污染。

3. 测定标准系列各溶液吸光度时,要从稀溶液到浓溶液进行测定。

思考题

1. 绘制标准曲线时,以吸光度为纵坐标,以配制标准溶液时所加入的 Fe^{3+} 标准溶液(0.10 mg·mL^{-1})的体积为横坐标,绘制标准曲线(即 $A-V_{标准Fe^{3+}}$);由待测溶液的吸光度从标准曲线上查出的是体积 V_x,如何由 V_x 计算待测溶液的准确浓度?

2. 采用此外可见分光光度法测定物质含量时,入射光的波长为什么通常都选择溶液的最大吸收波长?

3. 若要测定颜色很浅或基本无色溶液的吸光度,如何提高测量的灵敏度?

(袁建梅)

实验十 熔点的测定

【实验导学】 本实验属于物质物理常数测定实验，测定熔点不仅可用来鉴定未知物，还是物质纯度检查的重要手段。因此，熔点测定是制备和纯化物质时的常用操作。毛细管法是测定熔点常用的简易方法。请认真预习本实验内容，实验预习中请思考以下问题：

1. 什么是熔点和熔程？
2. 安装测定装置时应注意哪些事项？
3. 杂质对物质的熔点有什么影响？
4. 根据实验原理和实验步骤，请列出本实验所需的仪器及试剂。

实验目的

1. 掌握毛细管法测定熔点的操作方法。
2. 了解熔点测定的原理及意义。
3. 培养学生认真细致的科学态度。

实验原理

熔点是固体化合物固液两相在大气压下达成平衡时的温度。纯净的固体化合物一般都有固定的熔点，固液两相之间的变化是非常敏锐的。当纯物质达到熔点时，固相和液相的蒸气压相等，固液两相可以并存。物质的温度与蒸气压的关系如图 2-1-5 所示。一般情况下，温度升高物质的蒸气压会相应增大。曲线 OM——物质固相的蒸气压与温度的关系，曲线 ML——物质液相的蒸气压与温度的关系（因为物质固相蒸气压随温度变化的速率要比液相蒸气压随温度变化的速率大，所以有交点），点 M——固液两相蒸气压一致，固液两相平衡共存，此时的温度 T_M 即为该物质的熔点。

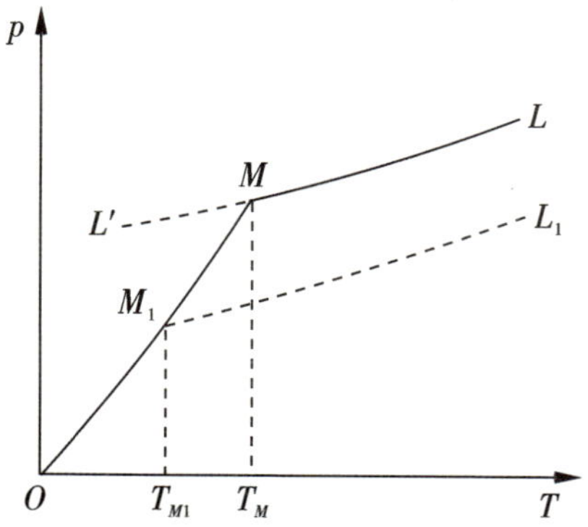

图 2-1-5 物质的温度与蒸气压曲线

加热纯净固体化合物，当达到熔点时，开始有液体出现（初熔），只要有足够的时间，固体就会逐渐变成液体，保持固液平衡状态，温度不再发生变化直到全部转变成液体（全熔），继续加热，温度呈线性上升。

加热过程中,如果每分钟温度升高不超过2 ℃,融化过程愈接近于两相平衡,测得的熔点就愈准确。对于纯净的固体化合物,从初熔到全熔(称为熔程)温度不超过0.5～1.0 ℃。

当固体化合物含有可溶性杂质时,其熔点降低,熔程增大。根据拉乌尔(Raoult)定律可知,在一定的温度和压力下,增加溶质的量导致溶剂蒸气分压降低。液相的 $p-T$ 曲线将下移,与固相的 $p-T$ 曲线的交点 T_{M1} 对应的温度低于纯净的固体化合物的熔点 T_M 且熔程加大。所以,测定熔点不仅可以作为鉴别未知有机化合物的依据之一,还可以用来检验有机化合物的纯度。

实验步骤

1. 装填样品　取0.1～0.2 g样品,用研钵将其研成粉末,置于干净的表面皿上,并聚成小堆。将熔点管(通常内径约1 mm,长60～70 mm,一端封闭的毛细管)开口端向下插入样品堆中,使少量试样挤入熔点管内,然后将熔点管倒转过来,轻敲毛细管使样品落到管底。再取一根长约400 mm的洁净玻璃管,直立于另一干净的表面皿上,将装有样品的熔点管开口向上,从玻璃管中自由落下,使样品颠实。重复上述操作,直至熔点管底部紧密地装填2～3 mm高的试样为止。装填操作要迅速,以免样品受潮。最后用纸拭去沾在管外的样品粉末,以免沾污加热溶液。

要测得准确的熔点,样品一定要研得极细,装得密实,使热量的传导迅速、均匀。有些蜡状化合物很难装紧,只好选用较粗(2 mm左右)的毛细管。有些样品容易升华,此时应将装好样的熔点管的上口也封住。

2. 装置安装　毛细管法测定熔点的装置如图2-1-6所示。

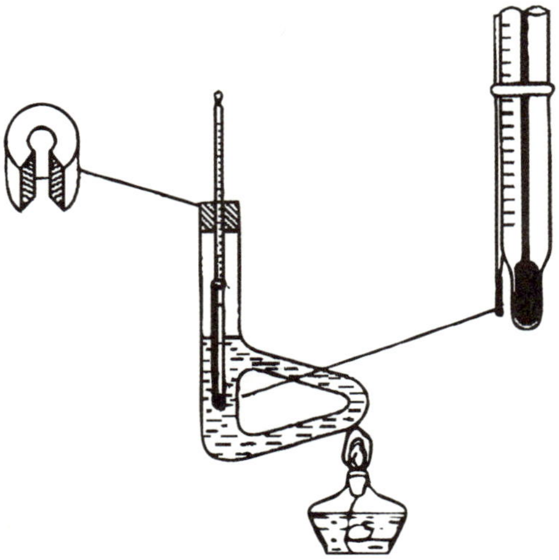

图2-1-6　毛细管测定熔点装置

温度计刻度应朝向塞子缺口处,以便观察温度。调节温度计的位置,使其水银球位于b形管上下侧口的中部。将熔点管用橡皮圈(不能浸入浴液)紧固在温度计上,使样品位于水银球中部。往b形管中加入浴液,液面稍高于上侧口的上沿即可。最后将温度计连同装有样品的熔点管轻轻地插入b形管的浴液中。浴液是用来间接加热的传热液体,应具有沸点较高、挥发性小、受热时较为稳定等特点(一般所选浴液的沸点要比被测物熔点高20 ℃以上)。样品熔点在90 ℃以下的可采用水做浴液,水价廉、易传热、透明性好、污染小;样品熔点在220 ℃以下的可采用液体石蜡或浓硫酸做浴液。

3. 测定二苯胺、萘及混合物的熔点

(1)粗测：用酒精灯在b形管支管拐角处缓缓加热，使温度每分钟上升5 ~6 ℃，观察试样的变化，测定一个近似熔点。

(2)精测：使浴液温度降至低于近似熔点30 ℃左右，连同塞子一起取出温度计，换一支新的装有样品的熔点管，插入b形管中，稍停片刻，使温度计、熔点管及浴液温度平衡。开始时加热速度可稍快，待温度距离近似熔点约10 ℃时，通过移动酒精灯的位置来调整加热强度，使温度以1 ~2 $℃\cdot min^{-1}$的速度缓慢而均匀地上升。正确控制加热速度是测定结果准确与否的关键。

记下样品开始塌落并有液相产生(初熔)和样品固相完全消失(全熔)时的温度，即为被测样品的熔点(表2-1-17)。

数据记录与结果处理

表2-1-17　样品熔点测定结果

样品		T初熔/℃	T全熔/℃	熔程/℃	备注
二苯胺	粗测				
	精测				
	精测				
萘	粗测				
	精测				
	精测				
混合物	粗测				
	精测				
	精测				

注意事项

1. 样品要尽量研细，研磨操作应迅速。

2. 注意控制好加热速度，尤其是精测时，使每分钟上升1 ~2 ℃。

3. 熔点管中的样品只能测一次，不允许将其冷却固化后再做第二次测定。因为物质可能会有部分分解，或转变为具有不同熔点的其他结晶形式。

思考题

1. 测定熔点的意义是什么?

2. 测熔点时，若有下列情况将对测量结果有什么影响?

(1)熔点管壁太厚。

(2)熔点管底部未完全封闭，尚有一针孔。

(3)毛细管不洁净。

(4)样品未完全干燥或含有杂质。

(5)样品研得不细或装得不紧密。

(6)加热太快。

3. 是否可以把第一次测定熔点时已熔化了的有机物冷却固化后再做第二次测定,为什么?

(倪天军)

实验十一 环己烷沸点的测定

【实验导学】 本实验属于物质物理常数测定实验，采用常压蒸馏的方法来测定环己烷的沸点。蒸馏装置的安装和拆卸方法、蒸馏的操作方法是本实验重点训练的技术。蒸馏操作及沸点测定的原理请认真预习本书“蒸馏”部分。

实验预习中请思考以下问题：

1. 什么是纯液体的正常沸点？
2. 为什么通过常压蒸馏的方法可以测定纯液体的沸点？
3. 什么是液体的沸程？纯液体的沸程与溶液的沸程有何不同？
4. 安装和拆卸仪器装置的顺序分别是什么？
5. 蒸馏时为何要加入沸石？如果蒸馏中发现忘加沸石，应如何正确补加？
6. 根据实验原理和操作步骤，请列出完成本实验所需的仪器和试剂。

实验目的

1. 掌握常压蒸馏及沸点测定方法。
2. 熟悉蒸馏基本操作。
3. 了解常压蒸馏的原理及应用。
4. 引导学生多动手动脑，为本专业的学习和工作奠定基础。

实验原理

液体有机物受热时其饱和蒸气压随温度的升高而增大，当它的饱和蒸气压与外界压力相等时液体沸腾，此时的温度称为液体在该外压下的沸点。通常所说的沸点是液体在标准大气压下的沸腾温度。纯液态有机化合物在蒸馏过程中的沸点范围很小，为0.5～1.0 ℃，所以蒸馏可以用来测定沸点。蒸馏过程中，开始馏出时和最后一滴时的温度叫液体的沸程（沸点范围）。

实验步骤

1. 仪器的安装　常压蒸馏装置由电热套、圆底烧瓶、直形冷凝管、蒸馏头、带有橡皮塞的温度计、接收瓶等组成。安装温度计时，其水银球的上沿与蒸馏头支管口的下沿在同一水平线上。仪器安装的顺序应先从热源开始，自下而上，从左到右。整个装置要求排列整齐且气密性良好。蒸馏装置图见图 1-4-24。

2. 蒸馏测沸点　安装好仪器后，取下带有橡皮塞的温度计，用玻璃漏斗将环己烷（约 40 mL）沿内壁倒入 100 mL 圆底烧瓶中（切勿使其流入蒸馏头支管），环己烷的量应占烧瓶容积的 1/3～2/3。加入 2～3 粒沸石，重新装好温度计。检查仪器安装是否正确，各连接部位是否紧密，常压蒸馏接液管处必须与大气相通。然后缓慢从冷凝管下口通入冷凝水，流速稳定后，打开电热套开始加热，使液体的温度缓慢上升。当液体开始沸腾时可看到蒸气缓慢上升。当蒸气到达水银球时，温度计显示温度急剧上升,这时要控制加热强度,使温度计水银球上总保持有液珠悬挂,此时液体和蒸气保持平衡,同时要保持蒸馏速度达到每秒 1 ~2 滴馏出液。当温度计读数恒定时记录下第一滴馏出液流出时的温度及最后一滴馏出液流出时的温度,这个温度范围即为环己烷的沸程。蒸馏到烧瓶中剩下 1 ~2 mL 液体时停止加热。数据记录于表 2-1-18。

3. 拆卸装置　蒸馏完毕,先停止加热,后停冷凝水,等烧瓶冷却后,按照与安装时相反的顺序拆卸装置,烧瓶中残留的环己烷倒入指定的回收瓶中。

数据记录与结果处理

表 2-1-18　数据记录

馏出温度/℃		沸点/℃	沸程/℃
开始第一滴时	最后一滴时		

注意事项

1. 仪器安装应正确、端正且紧密。
2. 注意仪器安装和拆卸的顺序,开始加热和停止加热时的操作顺序。
3. 适时调整热源,使馏速为每秒 1 ~2 滴。
4. 不管温度读数是否变化,烧瓶中的液体蒸馏都不能蒸干,烧瓶中剩余 1 ~2 mL 液体时即应停止加热。

思考题

1. 蒸馏时加热速度太快或太慢对沸点的测定结果有何影响?
2. 用蒸馏法测定液体的沸点时,总会有初馏分,其主要原因有哪些?
3. 安装仪器时,温度计位置过高或过低对测定沸点有何影响?

(耿明江)

实验十二　折光率和旋光度的测定

【实验导学】　本实验是物理常数测定实验。实验重点是练习折光仪和旋光仪的使用。阿贝折光仪及旋光仪的测定原理、构造及使用方法请参考本书实验仪器的介绍部分。并参阅理论教材中有关旋光活性的知识。

实验预习中请思考以下问题：

1. 阿贝折光仪是根据什么原理来测定液体折光率的？
2. 用阿贝折光仪测定液体的折光率分哪几步操作？
3. 平面偏振光和单色光有什么不同？平面偏振光的特性是什么？
4. 旋光仪由哪几部分构成？
5. 为何不选择最亮或最暗的视场作为旋光仪的零点，而要选择明暗程度均匀一致且较暗的视场？
6. 旋光仪为何左右两边都设计有刻度盘？测定旋光度时两个刻度盘都要读数吗？
7. 根据实验原理和操作步骤，请列出本实验所需的仪器及试剂。

实验目的

1. 掌握使用阿贝折光仪测定液体折光率和旋光仪测定旋光度的方法。
2. 熟悉测定液体折光率及旋光度的意义。
3. 了解阿贝折光仪及旋光仪的测定原理及构造。
4. 培养学生实事求是、勤于思考的科学精神。

实验原理

阿贝折光仪及旋光仪的测量原理详见本书实验仪器介绍——阿贝折光仪和旋光仪的使用。

实验步骤

1. 折光率的测定

(1) 丙酮作为清洗液擦拭棱镜，蒸馏水作为标准液体校正仪器的零点。

(2) 分别测定蒸馏水、无水乙醇及乙酸乙酯的折光率 3 次。

2. 旋光度的测定　用蒸馏水校正旋光仪的零点，测定葡萄糖溶液的旋光度 3 次并计算其浓度。

数据记录与结果处理

将实验数据记入表 2-1-19、表 2-1-20 中。

表 2-1-19　折光率的测定　温度____℃

记录项目		编号 1	编号 2	编号 3
蒸馏水	测定值			
	平均值			
	校正值			
无水乙醇	测定值			
	平均值			
	实际值			
乙酸乙酯	测定值			
	平均值			
	实际值			

表 2-1-20　旋光度的测定及溶液浓度的计算　温度____℃

记录项目		编号 1	编号 2	编号 3
用蒸馏水校正仪器零点	左刻度盘读数/°			
	右刻度盘读数/°			
	刻度盘的平均读数/°			
	旋光仪的零点值/°			
葡萄糖溶液旋光度测定	左刻度盘读数/°			
	右刻度盘读数/°			
	刻度盘的平均读数/°			
	旋光度的平均值/°			
	旋光度的校正值/°			
比旋光度/°				
葡萄糖溶液的质量浓度/($g\cdot mL^{-1}$)				

$$[\alpha]_{\lambda}^{t}=\frac{\alpha}{c\cdot L}$$

上式中，α 为测定的旋光度；λ 为光源波长；t 为测定温度；c 为溶液浓度($g\cdot mL^{-1}$)；L 为样品管长度(dm)。

注意事项

1. 注意保护阿贝折光仪的棱镜，不要使镜面留下划痕。滴加液体时，胶头滴管的末端不要接触棱镜。

2. 每次滴加样品前应用丙酮擦拭清洗棱镜。

3. 测易挥发液体化合物折光率时操作要迅速。

4. 旋光度测定实验中，要注意判断三分视场和正确选择读数时的零视场。

5. 注意旋光仪的正确读数方法。

思考题

1. 影响折光率的因素有哪些？

2. 测定折光率时，为何要用清洗液擦洗棱镜？

3. 测定折光率时视场中明暗区很淡，可能的原因是什么？

4. 影响旋光度的因素有哪些？

5. 为什么新配制的葡萄糖溶液要放置一段时间方可测定其旋光度？

6. 如果样品管中有大的气泡，测定时没有被驱赶到样品管的球形膨大部分，对测定结果有何影响？

（王翠红）

实验十三　醇、酚、醛、酮的性质

【实验导学】　本实验为验证性实验，课前请认真预习理论教材中有关醇、酚、醛、酮的基本性质。实验中认真观察现象，注意判断实验现象和理论描述是否符合，并利用所学的知识解释观察到的现象，以加深对它们化学性质的理解和掌握。

实验预习中请思考以下问题：

1. 在醇、酚、醛、酮的化学性质中哪些是专属性较好的？如何利用这些性质鉴别它们？

2. 本实验所用的试剂和实验项目较多，请思考应如何合理使用试剂以避免交叉污染？

3. 根据实验原理和步骤，请列出完成本实验所需的仪器和试剂。

实验目的

1. 掌握醇、酚、醛、酮的鉴别方法。
2. 熟悉醇、酚、醛、酮的化学反应。
3. 强化对理论知识的学习、充分认识理论与实际的相互关系。

实验原理

1. 醇和酚　醇和酚均是以羟基(-OH)为主官能团的化合物，所以它们的性质在某些方面具有相似性。但由于与羟基相连的烃基不同，醇中与羟基相连的是脂肪烃基，酚中与羟基相连的是芳环，所以醇和酚在性质上又表现出一系列的差异性。

(1)醇与活泼金属反应　醇与金属钠反应生成醇钠和氢气。

$$2ROH+2Na \longrightarrow 2RONa+H_2\uparrow$$

此反应不能作为醇的特性反应，因为含有活泼氢的化合物都可发生此反应。此外，如果试样中含有水，也会有气体放出。

(2)醇的成酯反应　醇可与无机含氧酸、酰化试剂(如酰氯、酸酐、羧酸等)作用生成酯。低级醇的乙酸酯都有香味，可用于醇的鉴别。

$$CH_3COCl+ROH \longrightarrow CH_3COOR+HCl$$

(3)醇与 Lucas(卢卡斯)试剂反应　当醇与 Lucas 试剂($ZnCl_2$ 的浓盐酸溶液)反应时，叔醇立即反应，仲醇反应缓慢，而伯醇不起反应。对于 6 个碳以下的水溶性一元醇来说，由于生成的氯代烷不溶于 Lucas 试剂，成油状物析出，因此常用于 6 个碳以下伯、仲、叔醇的鉴别。

(4)邻二醇的反应 邻位多羟基醇与某些二价金属氢氧化物生成类似盐的配合物，如与 $Cu(OH)_2$ 生成蓝紫色配合物。

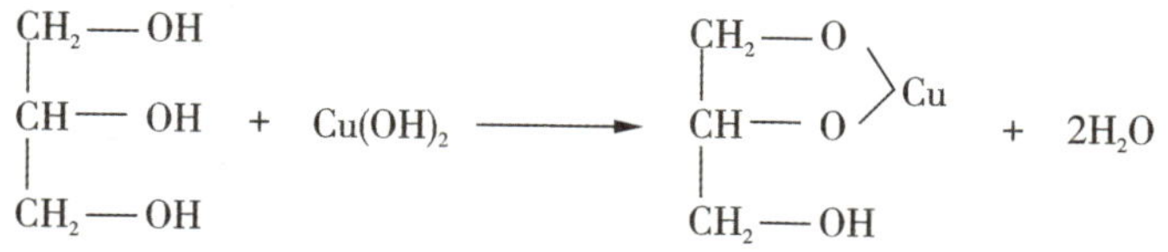

甘油铜(深蓝色)

在浓盐酸作用下，配合物能被分解成原来的醇和铜盐。

(5)酚的弱酸性 酚类化合物的羟基氢电离后，氧负离子由于与苯环发生共轭而稳定，所以具有一定的酸性。特别是苯环上有吸电子基存在时，酸性更强。

(6)酚的颜色反应 酚类化合物具有烯醇式结构，具有烯醇式结构的化合物与三氯化铁均能发生颜色反应。酚类化合物与三氯化铁反应时，一般为红、蓝、紫或绿色。

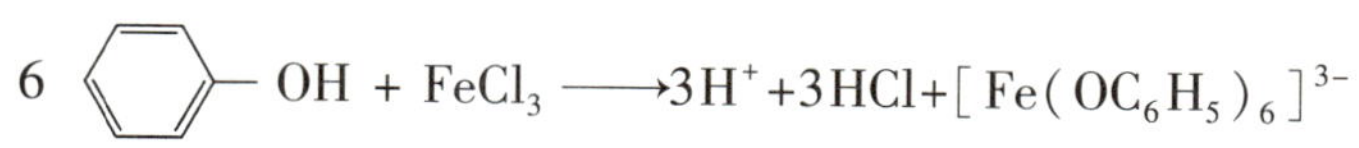

大多数的硝基酚、间位及对位羟基苯甲酸不起颜色反应。某些酚如 α-萘酚、β-萘酚等，由于在水中的溶解度很小，它们的水溶液与三氯化铁不发生颜色反应，但可在乙醇溶液中反应。利用此性质可以进行鉴别。

(7)酚的溴代 由于羟基的作用使苯环活性增强，酚类化合物可与溴发生取代反应，生成溴代酚，并使溴水褪色。苯酚与溴水极易发生取代反应，生成三溴苯酚白色沉淀。

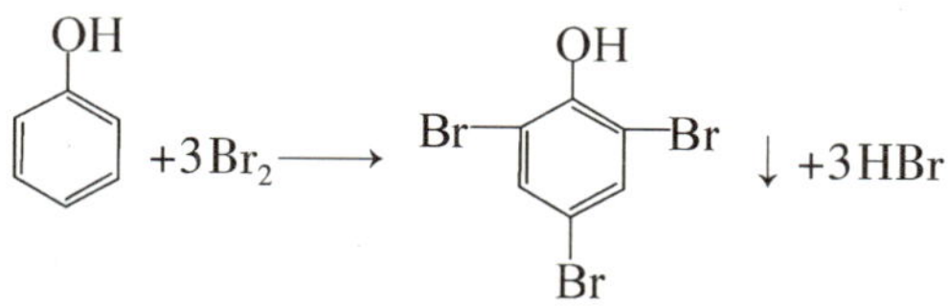

该反应很灵敏，但非特性反应，因为一切含有易被溴取代的氢原子的化合物及易被溴水氧化的化合物，如芳胺和硫醇等均可发生此反应。

2. 醛和酮 醛和酮都是分子中含有羰基($-\overset{O}{\overset{\|}{C}}-$)的烃的衍生物，所以醛、酮的化学性质在一定程度上具有共同点，比如都可以发生亲核加成反应、α-H 都有一定活性、都可以发生氧化/还原反应等。但是，由于醛中羰基至少要与一个 H 原子相连，而酮羰基的两端都是烃基，所以它们的性质又有所不同，比如醛能被弱氧化剂氧化，能与希夫(Schiff)试剂结合显紫红色，而酮均不发生这些反应。

(1)醛、酮与羰基试剂反应 醛、酮都能与羰基试剂如 2,4-二硝基苯肼等反应生成黄色或橙色的苯腙沉淀，例如：

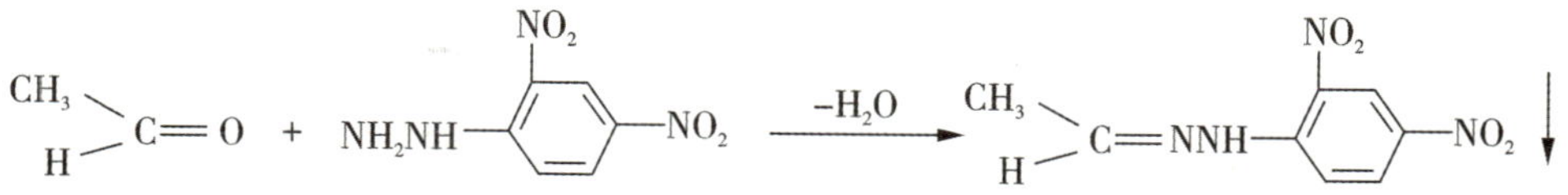

黄色

(2)与亚硫酸氢钠的加成　大多数醛、脂肪族甲基酮及 8 个碳以下的脂环酮能与亚硫酸氢钠($NaHSO_3$)饱和溶液(40%)发生加成反应,生成不溶于饱和 $NaHSO_3$ 溶液的 α-羟基磺酸钠白色结晶。该反应可用来鉴别和纯化醛、脂肪族甲基酮或碳原子数少于 8 的脂环酮。

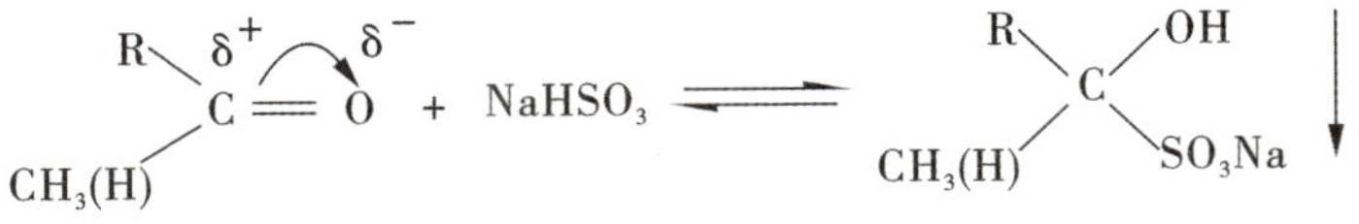

α-羟基磺酸钠

醛酮与亚硫酸氢钠的反应为可逆反应,生成的 α-羟基磺酸钠易溶于水,难溶于有机溶剂,与稀酸或稀 Na_2CO_3 溶液共热时,则分解为原来的醛或酮。故可利用这一性质来分离纯化醛、酮。

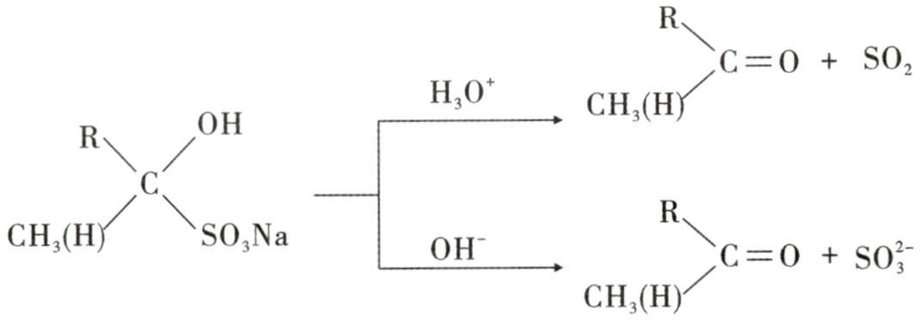

(3)碘仿反应　甲基酮具有 $CH_3\overset{\overset{\displaystyle O}{\|}}{C}—$ 结构,能进行 α-卤代或卤仿反应,如能与碘的碱性溶液反应,生成具有特殊气味的黄色碘仿结晶(碘仿反应)。由于碘的碱液具有氧化性,可以使醇氧化成相应的醛、酮。因此,具有 $CH_3\overset{\overset{\displaystyle OH}{|}}{C}H—$ 结构的醇也能进行碘仿反应。

$$CH_3\overset{\overset{\displaystyle O}{\|}}{C}CH_2CH_3 \xrightarrow{I_2,\ NaOH} CH_3CH_2COONa + \underset{\text{碘仿}}{CHI_3}\downarrow$$

(4)醛的还原性　醛与 Tollens(吐伦)试剂(硝酸银的氨水溶液)反应生成银镜;与 Fehling(斐林)试剂反应,生成氧化亚铜的砖红色沉淀。醛与 Schiff(希夫)试剂也会发生颜色反应。

$$RCHO+2[Ag(NH_3)_2]OH \longrightarrow RCOONH_4+2Ag\downarrow+3NH_3+H_2O$$

$$RCHO+2Cu(OH)_2 \longrightarrow RCOOH+Cu_2O\downarrow+2H_2O$$

实验步骤

1. 醇的性质

(1)羟基氢活性实验　在一干燥试管中加入 0.5 mL 无水乙醇,投入一米粒大小的金属钠,观察有何现象产生。待反应完毕加入 2 mL 水,用 pH 试纸试验溶液的酸碱性。

(2)醇的酯化反应　将 0.5 mL 无水乙醇加入干燥试管中，然后逐滴加入 0.5 mL 乙酰氯，振荡，注意是否发热。向管口吹气，观察有无白雾逸出。静置 1 ~ 2 min 后，加入 1 mL 水，再用 5% 的碳酸钠溶液调整溶液呈中性，检查有无酯的香味生成。

(3)醇的氧化反应　取 3 支试管，分别加入 0.5 mL 乙醇、异丙醇和叔丁醇，然后各加入 1 mL 1% 重铬酸钾溶液和 10 滴 10% H_2SO_4 溶液，摇匀后，静置 5 min，观察试管内的颜色变化，并比较它们的反应速率。

(4)Lucas 实验　取 3 支干燥试管，分别加入 5 ~ 6 滴正丁醇、仲丁醇、叔丁醇，然后各加入 2 mL Lucas 试剂，摇动后静置。观察哪个立即出现浑浊并静置后分层；将不出现浑浊的两支试管在水浴中温热数分钟，振荡后静置，再观察并比较它们的现象。

(5)邻二醇特性实验　在试管中加入 7 滴 5% $CuSO_4$ 溶液和几滴(稍微过量)5% NaOH 溶液，配制成新鲜的 $Cu(OH)_2$ 淡蓝色沉淀，然后滴加甘油，摇动试管，观察溶液颜色变化。

2. 酚的性质

(1)酚的弱酸性　在试管中加入固体苯酚 0.1 g 左右，逐渐滴加水并振荡使之溶解，也可滴加 10% 氢氧化钠溶液助溶，待溶液澄清后，再加 10% 盐酸溶液，观察现象。

(2)三氯化铁实验　将 0.5 mL 1% 的苯酚水溶液加入试管中，再滴加 1 ~ 2 滴 1% 的三氯化铁溶液，观察现象。

(3)溴代实验　在试管中加 0.5 mL 1% 的苯酚水溶液，然后滴加溴水，观察现象。

3. 醛、酮的性质

(1)与亚硫酸氢钠反应　取 2 支干燥试管，各加入 2 mL 亚硫酸氢钠饱和溶液，然后分别加入 1 mL 乙醛和丙酮，振荡后放入冰水浴中，观察有无结晶析出。

(2)与 2,4-二硝基苯肼反应　取 4 支洁净试管，各加入 2 mL 2,4-二硝基苯肼试剂，然后分别滴加 3 ~ 4 滴甲醛、乙醛、苯甲醛、丙酮，振荡后静置片刻，若无沉淀生成，可微热 30 s 振荡，冷却，观察现象。

(3)与 Fehling 试剂反应　取 4 支洁净试管，各加入 0.5 mL Fehling Ⅰ 和 0.5 mL Fehling Ⅱ 溶液，混合均匀，然后分别加入 3 ~ 4 滴甲醛、乙醛、苯甲醛、丙酮，在沸水浴中加热数分钟，观察现象。

(4)与 Tollens 试剂反应　在洁净的试管中加入 2 mL $AgNO_3$(10 $g\cdot L^{-1}$)溶液，然后边振荡边滴加 1 $mol\cdot L^{-1}$ 氨水，直至生成的沉淀恰好溶解为止，即得 Tollens 试剂。再取 3 支洁净的试管，将制得的 Tollens 试剂分成 4 等份，再往 4 个试管中分别加入 2 ~ 3 滴甲醛、乙醛、苯甲醛、丙酮，摇匀后，将试管置于温水浴中加热(勿摇动!)，观察有无银镜产生。

(5)与 Schiff 试剂反应　取 4 支洁净试管，在试管中各加入 1 mL Schiff 试剂，然后各滴加 2 ~ 3 滴甲醛、乙醛、苯甲醛、丙酮。放置数分钟，观察其颜色变化，若呈现紫红色为醛类化合物；再加入 1 mL 硫酸(3 $mol\cdot L^{-1}$)，摇匀，紫红色不褪去者为甲醛；紫红色褪去者为其他醛。

(6)碘仿反应　取 6 支洁净试管，在试管中分别加入 3 mL 蒸馏水、0.5 mL 碘溶液和 3 ~ 4 滴试样(甲醛、乙醛、丙酮、乙醇、正丙醇、异丙醇)，然后滴加 10% 的 NaOH 溶液。振荡至碘的棕色近乎消失。若无沉淀可在温水浴上加热数分钟，冷却后再进行观察。

注意事项

1. 金属钠表面的煤油或液体石蜡一定要擦吸干净。若反应停止后仍有钠的残余存在，应再加少量无水乙醇使之反应完全，方可加水，否则钠与水反应剧烈，不仅影响实验效果，也不安全。

2. 在 Lucas 实验中，由于低级醇沸点较低，加热温度不宜过高，以免挥发。

3. 苯酚对皮肤有很强的腐蚀性，使用时切勿与皮肤接触。若不慎碰到皮肤可先用水冲洗，再用乙醇擦洗。

4. Tollens 试剂必须现用现配。且该反应中,试管一定要十分洁净才有可能出现银镜,否则会产生黑色的沉淀。

思考题

1. 醇钠生成的实验中,如果不是在绝对无水条件下进行,那么用 pH 试纸检验溶液的酸碱性是否有实际意义?为什么?

2. Fehling 实验和 Tollens 实验为什么不能在酸性溶液中进行?

3. 在醛、酮与亚硫酸氢钠反应中,为什么亚硫酸氢钠的溶液要求是饱和溶液?

4. 如何鉴别乙醇、正丁醇、丁-1,2-二醇?

5. 在 Lucas 实验中,水多了行不行?为什么?氯化锌在实验中起何作用?

6. Tollens 试剂为什么要在临用时才配制?Tollens 实验完毕后,应该加稀硝酸少许,立即煮沸洗去银镜,为什么?

(耿明江)

实验十四　羧酸、羧酸衍生物和含氮有机物的性质

【实验导学】　本实验为有机化合物性质验证性实验，课前请认真预习理论教材中有关羧酸、取代羧酸和羧酸衍生物，胺和重氮化合物的基本性质。实验中认真观察，注意判断实验现象和理论推断是否符合，并利用所学的知识解释所观察到的现象，加深对其化学性质的理解和掌握。

实验预习中请思考如下问题：

1. 在羧酸及其衍生物、胺和重氮化合物的化学性质中哪些是专属性较好的，如何利用这些性质鉴别它们？

2. 本实验所用的试剂和实验项目较多，请思考如何合理使用试剂以避免交叉污染？

3. 根据实验原理和步骤，请列出完成本实验所需的仪器和试剂。

实验目的

1. 掌握羧酸及其衍生物、胺和重氮化合物的主要化学性质。
2. 熟悉某些羧酸、含氮有机化合物的鉴定方法。
3. 引导学生理论联系实际，勤于思考。

实验原理

1. 羧酸和羧酸衍生物的化学性质　羧酸都有酸性，一元羧酸的酸性强于碳酸而弱于无机酸，仍属于弱酸；多元羧酸的酸性一般比饱和一元羧酸的酸性更强。羧酸通常不容易被氧化，但甲酸结构中含有醛基，有还原性，在碱性溶液中可以将紫红色的 $KMnO_4$ 还原为绿色的锰酸盐（MnO_4^{2-}），锰酸盐进一步反应生成棕色的 MnO_2 沉淀。草酸是最简单的二元酸，其结构特点是两个羧基直接相连，易发生脱羧反应，也具有一定的还原性。羧酸和醇在酸性催化剂存在下受热可发生酯化反应生成酯。羧酸羧基上的羟基被其他原子或原子团取代生成的产物称为羧酸衍生物，常见的有酰卤、酸酐、酯和酰胺，它们的化学性质相似，均可发生水解、醇解和氨解反应。

尿素是一种二酰胺，具备一般酰胺的性质，如呈极弱的碱性、易水解、会发生放氮反应等。另外尿素还会发生一些特殊的反应。比如缩二脲的生成反应：将尿素慢慢加热至 150 ~ 160 ℃，两分子尿素缩合生成缩二脲，并放出氨气。缩二脲分子中含有两个酰胺键。分子中含有两个或两个以上酰胺键的化合物，在碱性溶液中均可以与铜盐生成紫红色的配合物，这种反应称为缩二脲反应。

2. 取代羧酸的化学性质　取代羧酸是多官能团化合物，分子中除羧基外还含有其他官能团，主要有羟基酸和酮酸两类。

（1）羟基酸　羟基酸是同时含有羟基和羧基两种官能团的化合物。羟基酸具备醇（或酚）和羧酸的双重性质，其化学性质取决于官能团之间的相互影响。例如，酒石酸分子中的羧基具有酸性，可以与氢氧化钾反应，先生成难溶于水的酒石酸氢钾，继续反应生成易溶于水的酒石酸二钾。酒石

酸二钾分子中两个羟基上的氢原子较活泼，可与重金属氢氧化物作用，生成可溶性盐(参考甘油与氢氧化铜的反应)。又比如，邻羟基苯甲酸(水杨酸)含有酚羟基，可与 $FeCl_3$ 溶液发生颜色反应。另外，在 230～250 ℃时邻羟基苯甲酸可以发生脱羧反应，生成苯酚。

(2)酮酸　酮酸是同时含有羰基和羧基两种官能团的化合物，具有酮和羧酸的双重性质。而且这两种官能团相互影响，可使酮酸产生一些特殊的化学性质：如 α-酮酸的脱羧反应、脱一氧化碳反应，β-酮酸的脱羧反应、β-酮酸的酮式分解和酸式分解等。

3. 胺

(1)苯胺的碱性　苯胺属于芳香族伯胺，呈弱碱性，微溶于水，能与无机酸作用生成可溶性的盐。

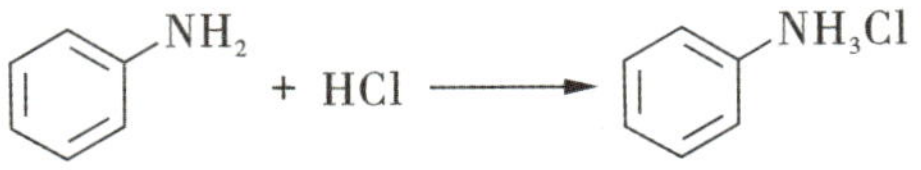

(2)苯胺的溴代　由于氨基是强活化基，使苯环上邻、对位的氢原子活性增强，更容易发生亲电取代反应，在室温下苯胺就很容易发生溴代反应，生成2,4,6-三溴苯胺，产生白色沉淀。

(3)重氮化反应和偶联反应　苯胺等芳香族伯胺，在 5 ℃以下的酸性溶液中与亚硝酸能发生重氮化反应，生成芳香族重氮盐。重氮盐很不稳定，温度升高，在溶液中就会分解，放出氮气并生成酚类。在一定的条件下，重氮盐可与酚或芳香胺发生偶联反应，生成有颜色的偶氮类化合物。

实验步骤

1. 羧酸和羧酸衍生物的性质

(1)酸性　用 pH 试纸分别测定 0.1 $mol \cdot L^{-1}$ 甲酸、0.1 $mol \cdot L^{-1}$ 乙酸、0.1 $mol \cdot L^{-1}$ 草酸溶液的 pH 值，比较各溶液酸性的强弱。

(2)甲酸的特性

与 $KMnO_4$ 作用：在试管中加入 10 滴 0.1 $mol \cdot L^{-1}$ 甲酸，滴加 10 滴 2 $mol \cdot L^{-1}$ NaOH 使溶液呈碱性(可用红色石蕊试纸检验)，再加 2～3 滴 0.1 $mol \cdot L^{-1}$ $KMnO_4$，观察试管内溶液颜色的变化。

与 Tollens 试剂作用：取 10 滴 0.1 $mol \cdot L^{-1}$ 甲酸溶液于试管中，加 10 滴 2 $mol \cdot L^{-1}$ NaOH 使溶液呈碱性(可用红色石蕊试纸检验)，再加入硝酸银的氨溶液(另取一支试管，加 10 滴 0.1 $mol \cdot L^{-1}$ $AgNO_3$ 和 3 滴 2 $mol \cdot L^{-1}$ NaOH，再逐滴加入 2 $mol \cdot L^{-1}$ 氨水，至生成的沉淀刚好溶解)，用酒精灯加热至沸腾，观察现象。

(3)酸酐的醇解　取 1 支干燥试管，加入乙酸酐 15 滴，无水乙醇 1.5 mL，混匀后置于水浴中加热至沸腾，用 2 $mol \cdot L^{-1}$ NaOH 调至弱碱性(可用红色石蕊试纸检验)，嗅试管中是否有乙酸乙酯的香味。

(4)缩二脲反应　称取约 0.1 g 尿素于试管中，慢慢加热至熔化，继续加热至试管中有固体物质凝固为止，得到的固体即缩二脲。

待试管冷却后，加入 3 mL 水和 5 滴 2 $mol \cdot L^{-1}$ NaOH 溶液，加热使固体溶解，再加入 3～4 滴 0.1 $mol \cdot L^{-1}$ $CuSO_4$ 溶液，观察现象。

2. 取代羧酸的性质　水杨酸与 $FeCl_3$ 的显色反应：在一支试管中加入 5 滴饱和水杨酸溶液，再加入 1～2 滴 0.1 $mol \cdot L^{-1}$ $FeCl_3$，观察溶液颜色的变化，并解释现象。

3. 胺的性质

(1)苯胺的碱性　在试管中加入 1 mL 水，加 2 滴苯胺，振摇，得到乳浊液；再加入 2～3 滴浓

HCl，振摇，观察现象。

（2）苯胺的溴代反应　在试管中加入 2 mL 水、1 滴苯胺，振摇，再加入 2～3 滴饱和溴水，观察现象。

（3）制备重氮盐　在一大试管中依次加入 1 mL 苯胺、1.5 mL 水和 3 mL 浓盐酸，将试管放入冰水浴中冷却，维持温度为 0～5 ℃，边搅拌边逐滴加入 0.1 $mol \cdot L^{-1}$ $NaNO_2$ 溶液，至反应液恰能使碘化钾淀粉试纸变色，并且搅拌 2 min 后仍然能使该试纸变色为止，得到氯化重氮苯溶液，将溶液保持在冰水浴中备用。

4. 重氮盐的性质

（1）放氮反应　取上面制得的氯化重氮苯溶液 1 mL 于试管中，将试管在 50～60 ℃的水浴中加热，观察现象，冷却后嗅试管中苯酚的气味。

（2）偶联反应　在两支试管中各加入 1 mL 上面制备的氯化重氮苯溶液，在其中一支试管加入 0.1 $mol \cdot L^{-1}$ 盐酸苯胺和饱和乙酸钠溶液各 1 mL，观察现象；另一支试管中加入 4～6 滴苯酚碱溶液，振摇，观察现象。

注意事项

1. 区分缩二脲的生成反应和缩二脲反应。
2. 苯胺具有一定的毒性，取用时需戴胶皮手套，避免接触皮肤。
3. 实验产生的废液要集中处理，不能倒入水槽或下水道中。

思考题

1. 用化学方法如何鉴别乳酸和酒石酸？
2. 放氮反应和偶联反应的区别是什么？
3. 什么是重氮化反应？该反应为什么需要在低温、强酸性条件下进行？

（王翠红）

实验十五　糖和蛋白质的性质

【实验导学】　本实验为验证性实验，课前认真预习理论教材中有关糖和蛋白质的基本性质知识。实验中认真观察每一步骤的现象，注意对比实验现象和理论解释的一致性吻合，并利用所学知识解释实验现象，加深对其化学性质的理解和掌握。

实验预习中请思考以下问题：

1. 哪些结构的糖类化合物具有还原性？

2. 糖类化合物的化学性质中哪些是专属性较好的？如何利用这些性质鉴别它们？

3. 蛋白质分子为什么具有两性？向蛋白质溶液中加入少量的酸或碱时，对其所带电荷有什么影响？

4. 什么叫作盐析？盐析和变性有何区别？

5. 根据实验内容，请列出完成本实验所需的仪器和试剂。

实验目的

1. 掌握糖和蛋白质的鉴别方法。
2. 熟悉糖的化学性质及蛋白质的组成和理化性质。
3. 促进对理论知识的学习、强化对结构决定性质内在关系的认识。

实验原理

1. 糖的性质　糖类化合物是指多羟基醛（酮）以及经简单水解能生成多羟基醛（酮）的化合物，通常可分为单糖、寡糖和多糖。常见的葡萄糖、果糖属于单糖，麦芽糖和蔗糖属于寡糖中的双糖，淀粉和纤维素属于多糖。

（1）糖的还原性　单糖及分子中含有半缩醛羟基的双糖在水溶液中能发生互变异构，开链结构与环状结构构成一定的平衡。因此，具有还原性，也称为还原糖。多糖及分子中没有半缩醛羟基的双糖没有还原性，叫非还原糖。还原糖能被碱性弱氧化剂 Fehling 试剂、Benedict 试剂、Tollens 试剂氧化。

还原糖与 Benedict 试剂作用，产生砖红色氧化亚铜，临床上常用此反应做血糖和尿糖的定性和定量检查。

（2）显色反应　糖类化合物在浓盐酸或浓硫酸的作用下，能与酚类化合物发生颜色反应。如与α-萘酚的乙醇溶液作用产生紫色，这个反应称为 Molish 反应。所有的糖均可以发生 Molish 反应，故可用此反应鉴别糖类。

糖还可以与间苯二酚的盐酸溶液作用呈现红色，此反应称为 Seliwanoff 反应，由于此试剂与酮糖反应出现红色较醛糖快得多，常用来鉴别酮糖和醛糖。

(3)特性反应　淀粉与碘呈蓝色,是淀粉的特性反应。

2. 蛋白质的性质　蛋白质是由20余种氨基酸残基通过肽键连接而成的生物大分子化合物,不仅在分子链的末端仍有游离的氨基和羧基,而且侧链上也有可电离的基团,如羧基、羟基、氨基、胍基等。这些基团在水溶液中可解离成阴离子或阳离子,所以蛋白质分子既带正电荷又带有负电荷,是一种两性大分子,呈两性电离的性质。当蛋白质本身正、负电荷抵消净电荷为零时所在溶液的pH值,就称为该蛋白质的等电点,蛋白质的等电点与其溶解度、黏度等许多性质密切相关。下面我们仅讨论蛋白质的沉淀、变性、颜色反应等性质实验。

(1)蛋白质的颜色反应　α-氨基酸是组成蛋白质的基础,它们与茚三酮在水溶液中加热时,可以生成蓝紫色的物质,此反应称为茚三酮反应。蛋白质分子中有游离氨基,故也能发生茚三酮反应。蛋白质分子中含有许多的 $\mathrm{-\overset{H}{\overset{|}{N}}-\overset{O}{\overset{\|}{C}}-}$ 基团,可以发生缩二脲反应,即与稀的碱性硫酸铜溶液作用,呈现紫色。对于侧链中含有苯环结构的蛋白质,还可以与浓硝酸发生蛋白黄反应,其实质是苯环上发生了硝化反应,生成的硝基化合物显黄色。

(2)蛋白质的沉淀　蛋白质的水溶液具有胶体的性质,胶粒表面的水化膜和所带电荷是维持蛋白质溶液相对稳定的主要因素。破坏这两个因素后,蛋白质就会发生沉淀,许多物理或化学因素(如电解质、有机溶剂等)均能改变蛋白质在水中的溶解度,产生沉淀。

(3)蛋白质的变性　天然蛋白质分子具有复杂、严格的结构,具有一定的理化性质和生物活性。某些物理因素(如加热、搅拌、射线等)和化学因素(如酸、碱、重金属盐、有机溶剂等)可破坏这种蛋白质的特定结构,进而影响蛋白质的性质,这种现象就称为蛋白质的变性。变性后蛋白质的溶解度降低,发生沉淀。

实验步骤

1. 糖与Benedict试剂反应　取6支大试管,各加入1 mL Benedict试剂,再分别加入2滴葡萄糖、果糖、麦芽糖、蔗糖、淀粉溶液和蒸馏水(对照管),在沸水中加热2～3 min,移出试管,观察并记录现象。

2. 糖的Seliwanoff实验　取4支大试管,各加入1 mL Seliwanoff试剂,然后再分别加入5滴葡萄糖、果糖、蔗糖溶液和蒸馏水,摇匀,在沸水中加热2 min。比较各管红色出现的次序。

3. 淀粉与碘液作用　取1支大试管,加入1滴淀粉溶液,用蒸馏水稀释10倍,加入1滴碘液,显何色?再在酒精灯上加热,待颜色褪去后,冷却,显何色?

4. 蛋白质的颜色反应

(1)茚三酮反应　在试管中加入10滴蛋白质溶液,然后加3滴茚三酮溶液,在沸水浴中加热10～15 min,观察颜色变化。

(2)蛋白黄反应　取两支试管,在一支试管中加5滴苯酚;在另一支试管中加5滴蛋白质溶液,然后分别加入2滴浓硝酸,观察在蛋白质溶液中是否有白色沉淀生成。将两支试管放在沸水浴中加热,此时两支试管各有什么现象?

(3)缩二脲反应　在试管中加入5滴蛋白质溶液和5滴氢氧化钠,摇匀后,加入2滴硫酸铜,振荡,观察颜色变化。

5. 乙醇沉淀蛋白质　在试管中加入5滴蛋白质溶液,沿试管壁加入10滴无水乙醇,摇匀,静置数分钟,观察溶液能否出现浑浊。

6. 蛋白质的变性

(1)酸沉淀蛋白质　在试管中加入5滴蛋白质溶液,然后加入1滴盐酸使其酸化,再滴加2滴三氯乙酸,观察沉淀的生成。

(2)重金属盐沉淀蛋白质　在2支试管中,各加入5滴蛋白质溶液,然后依次加入3滴 $AgNO_3$ (30 $g\cdot L^{-1}$), $CuSO_4$ (30 $g\cdot L^{-1}$),观察沉淀生成。

(3)加热蛋白质　在试管中加入2 mL蛋白质溶液,置沸水浴中加热5 min,观察蛋白质的凝固现象。

注意事项

1. 试管一定要编号,使用前后也一定要清洗干净。

2. 除含有游离氨基的蛋白质能与茚三酮发生显色反应外,蛋白质的水解产物(多肽、氨基酸)与茚三酮溶液也均能发生显色反应,只是脯氨酸与茚三酮溶液反应呈黄色。

3. 蛋白质分子中有许多肽键,与铜盐在碱性条件下出现紫红色,即发生了缩二脲反应。实验中切不可加入过多的硫酸铜,否则生成过多的氢氧化铜会干扰颜色的观察。

4. 在溶液的pH值低于蛋白质等电点时,蛋白质以阳离子形式存在,它能与三氯乙酸等的酸根结合而沉淀析出。

5. 当溶液的pH值高于蛋白质等电点时,蛋白质以阴离子的形式存在,它能与重金属盐离子结合而沉淀析出。

思考题

1. 蔗糖和淀粉与Benedict试剂均无作用,此实验对了解二者的结构有何提示?

2. 氨基酸可以发生缩二脲反应吗? 为什么?

3. 为什么鸡蛋清可用作铅或汞中毒的解毒剂?

(王翠红)

第二章　综合性实验

学习目标

本章为综合性实验内容，共有6个实验单元。在前期基本实验操作训练的基础上，选用生活或医学实际的样品为对象，旨在提高学生应用化学基本理论和基本操作解决实际问题的能力，培养学生的创新意识和基本科研能力。

实验十六　血清中 HCO_3^- 及总 CO_2 的测定

【实验导学】 本实验为酸碱滴定法在生化检验中的实际应用，滴定方式为返滴定法。通过本实验的学习，不仅可以加深对酸碱滴定法应用的认识，而且还能够进一步巩固和熟练酸碱滴定的基本操作。

实验预习中请思考以下问题：

1. 测定血清 HCO_3^- 时为什么要用新鲜血清？为何要以血清原来的 pH 值作为滴定终点？
2. 测定血清 HCO_3^- 时，选用酚红作指示剂的依据是什么？终点颜色怎么变化？
3. 移取和放入样品溶液时，吸量管和锥形瓶是否需要烘干？
4. 在测定血清试样中为什么要做对照试验？
5. 根据实验原理和步骤，请列出完成本实验所需的仪器和试剂。

实验目的

1. 掌握微量滴定的操作方法。
2. 熟悉血清中 HCO_3^- 的正常含量及意义。
3. 培养学生的职业素养。

实验原理

血清 H_2CO_3-HCO_3^- 缓冲系是人体中重要的缓冲系统。一般来讲，健康人体正常血清的 pH 值在7.40左右，当 pH 值小于7.35时会发生酸中毒，当 pH 值大于7.45时会发生碱中毒。因此，血清

HCO_3^- 及总 CO_2 的测定是临床常用的酸碱平衡诊断的主要指标之一。尽管血清中总 CO_2 受呼吸及代谢两方面因素的影响,但主要是受代谢因素而改变,故血清总 CO_2 对呼吸性酸中毒和慢性呼吸性碱中毒的诊断和治疗起着重要作用,也是医院的检查项目之一。目前用于测定血清 HCO_3^- 及总 CO_2 方法较多,临床实验室最常用的仍是盐酸微量滴定法,其具体过程是在血清中加入过量的 HCl 标准溶液,使之与 HCO_3^- 反应完全,释放出 CO_2,然后以 NaOH 标准溶液滴定剩余的盐酸,根据实际与 HCO_3^- 反应消耗 HCl 标准溶液的体积计算血清中 HCO_3^- 的含量,以血清原来的 pH 值作为滴定的终点。盐酸微量滴定法终点颜色变化是从有色到无色,易于识别,且操作简便,结果准确,成本低廉,适用于医院常规或急诊检验。其主要反应如下:

$$HCl + NaHCO_3 = NaCl + H_2O + CO_2\uparrow$$
$$HCl + NaOH = NaCl + H_2O$$

实验步骤

取微量锥形瓶 2 个,标明测定瓶及对照瓶,各瓶加入新鲜血清 0.10 mL,酚红指示剂 1 ~2 滴。对照瓶中加入生理盐水 2.50 mL。测定瓶加入盐酸标准溶液 0.50 mL,振摇 1 min,使 CO_2 逸出,再加生理盐水 2.00 mL,混匀,然后用微量滴定管将 NaOH 标准溶液逐滴加入,滴至与对照瓶同样颜色为终点,记录消耗 NaOH 标准溶液的体积 $V(NaOH)$。平行测定 3 次,并记录数据(表 2-2-1)。血清中 HCO_3^- 含量按下式计算:

$$c(HCO_3^-) = \frac{c(HCl)\cdot V(HCl) - c(NaOH)\cdot V(NaOH)}{0.10\times10^{-3}}(mmol\cdot L^{-1})$$

参考值:血清中 HCO_3^- 成人,20 ~29 $mmol\cdot L^{-1}$;儿童,18 ~27 $mmol\cdot L^{-1}$。

数据记录与结果处理

表 2-2-1 血清中 HCO_3^- 含量的测定

记录项目	编号		
	1	2	3
指示剂			
滴定终点颜色的变化			
$V(HCl)/mL$			
$V_{初}(NaOH)/mL$			
$V_{末}(NaOH)/mL$			
$\Delta V(NaOH)/mL$			
$c(HCO_3^-)/(mmol\cdot L^{-1})$			
$c_{平均}(HCO_3^-)/(mmol\cdot L^{-1})$			
相对平均偏差			

注意事项

1. 血液标本应避免与空气接触并迅速分离除去血浆。
2. NaOH 溶液不稳定，应密封保存，避免吸收 CO_2。

思考题

1. 所用生理盐水为什么必须中性？偏酸或偏碱对测定结果有何影响？
2. 血清 HCO_3^- 为弱碱近中性溶液，能否用盐酸标准溶液直接滴定？为什么？
3. 微量滴定与常规的酸碱滴定相比，测定结果准确性如何？

（杨志军）

实验十七 醋酸解离平衡常数及市售食醋总酸度的测定

【实验导学】 本实验采用酸度计测定已知准确浓度醋酸溶液 pH 值的方法，计算醋酸溶液的解离度，进而计算一定温度下醋酸的解离平衡常数。利用酸碱滴定法测定食醋中 HAc 的含量。实验中将涉及酸度计、容量瓶、移液管、碱式滴定管的使用，溶液配制、移液、滴定等操作。本实验所涉及的滴定反应是强碱滴定弱酸，请预习理论教材中强碱滴定一元弱酸的相关内容。具体仪器的操作方法，请参考本书实验室常用仪器的介绍部分。通过本实验的操作练习，不仅可以学到酸度计的使用方法，而且将加深对弱电解质解离平衡常数规律性的认识。

实验预习中，请思考以下问题：

1. 酸的解离平衡常数的意义是什么？
2. 酸度计测定溶液的 pH 值所依据的原理是什么？
3. 测定不同浓度的 HAc 溶液 pH 值时，为何要按由稀到浓的顺序测定？
4. 实验中，食醋为什么要稀释后再进行滴定？
5. 本实验应选用哪种指示剂？为什么？

实验目的

1. 掌握酸度计测定溶液 pH 值的方法。
2. 熟悉测定解离平衡常数及解离度的方法。
3. 了解酸碱滴定法测定食醋中 HAc 的含量。
4. 培养学生解决实际问题和进行简单科学实验的能力。

实验原理

醋酸是一种常见的一元弱酸，在溶液中存在下列解离平衡：

$$HAc + H_2O \rightleftharpoons H_3O^+ + Ac^-$$

一定温度下，解离达到平衡时：

$$K_a = \frac{[H_3O^+][Ac^-]}{[HAc][H_2O]} \approx \frac{[H_3O^+]^2}{c}$$

$$\alpha = \frac{[H_3O^+]}{c}$$

上式中[H_3O^+]、[Ac^-]、[HAc]为平衡浓度，K_a、α 分别为 HAc 的解离常数和解离度，HAc 的原始浓度为 c，c 可用 NaOH 标准溶液滴定测得。根据上述关系，通过测定 HAc 溶液的 pH 值而得[H_3O^+]，从而计算该 HAc 溶液的解离度和解离平衡常数。

醋酸是食醋中酸味的主要来源，其含量约为 3.5～5.0 g·$(100\ mL)^{-1}$。HAc 是一元弱酸，$K_a=1.75\times10^{-5}$，其含量可以用 NaOH 标准溶液直接滴定测出。由于滴定突跃范围在碱性区域，故常用酚酞作指示剂。

实验步骤

1. HAc 溶液浓度的测定　用 25 mL 移液管吸取 0.1 mol·L^{-1} HAc 25.00 mL 于锥形瓶中，加入 2 滴酚酞指示剂，用已知准确浓度的 NaOH 标准溶液进行滴定，滴定至溶液呈微红色且 30 s 内不褪色即为滴定终点。记录所消耗 NaOH 标准溶液体积于表 2-2-2。计算 HAc 溶液的准确浓度。

2. 配制不同浓度的醋酸溶液　取 4 个 50 mL 的容量瓶，分别加入 2.50、5.00、25.00 和 50.00 mL 已知准确浓度的 HAc，定容至 50.00 mL。配制一系列不同浓度的醋酸溶液，并计算稀释后的浓度值。结果记录于表 2-2-3。

3. 测定 HAc 溶液的 pH 值　将上述 4 种不同浓度的 HAc 溶液 30 mL 分别转移于 4 支干燥小烧杯中，按溶液由稀到浓的顺序分别在酸度计上测定它们的 pH 值。

4. 食醋中 HAc 含量的测定

(1) 待测食醋溶液的配制　用移液管吸取市售食醋 25.00 mL，置于 100 mL 容量瓶中，用蒸馏水稀释至刻度，摇匀。

(2) 食醋中 HAc 含量的测定　用移液管吸取食醋待测溶液 25.00 mL，置于锥形瓶中，加酚酞指示剂 2 滴，用已知准确浓度的 NaOH 标准溶液进行滴定，滴定至溶液呈微红色并在 30 s 内不褪色即为滴定终点。记录所消耗 NaOH 溶液体积。再重复测定两次。按下式计算食醋中 HAc 含量(表 2-2-4)：

$$\rho_{HAc}[\mathrm{g}\cdot(100\ \mathrm{mL})^{-1}]=\frac{c(\mathrm{NaOH})\times V(\mathrm{NaOH})\times Mr(\mathrm{HAc})}{25.00\times\dfrac{25.00}{100.00}\times1\,000}\times100$$

$$Mr(\mathrm{HAc})=60.05\ \mathrm{g\cdot mol^{-1}}$$

数据记录与结果处理

表 2-2-2　HAc 溶液浓度的测定

记录项目	编号		
	1	2	3
指示剂			
终点颜色变化			
V(HAc)/mL			
$V_{初}$(NaOH)/mL			
$V_{终}$(NaOH)/mL			
ΔV(NaOH)/mL			

续表 2-2-2

记录项目	编号		
	1	2	3
$V_{平均}(NaOH)/mL$			
$c(NaOH)/(mol \cdot L^{-1})$			
$c(HAc)/(mol \cdot L^{-1})$			
相对平均偏差			

表 2-2-3　HAc 溶液离解度和离解平衡常数的测定

记录项目	编号			
	1	2	3	4
$c_{原始}(HAc)/(mol \cdot L^{-1})$				
$V_{原始}(HAc)/mL$	2.50	5.00	25.00	50.00
$c_{稀释}(HAc)/(mol \cdot L^{-1})$				
pH				
$[H_3O^+]/(mol \cdot L^{-1})$				
α				
K_a				
$\bar{K}_a$				
相对平均偏差				

表 2-2-4　食醋中 HAc 含量的测定

记录项目	编号		
	1	2	3
指示剂			
终点颜色变化			
$c(NaOH)/(mol \cdot L^{-1})$			
$V_{原始食醋}/mL$			
$V_{待测液(稀释食醋)}/mL$			
$V_{初}(NaOH)/mL$			
$V_{终}(NaOH)/mL$			
$\Delta V(NaOH)/mL$			
$V_{平均}(NaOH)/mL$			
$\rho(HAc)/[g \cdot (100\ mL)^{-1}]$			
相对平均偏差			

注意事项

1. 酸度计使用前，应预热 30 min，并进行校正。
2. 每次测量溶液 pH 值，应先用蒸馏水冲洗电极，并且用滤纸轻轻吸干。
3. 配制溶液的烧杯必须干燥，溶液须振摇均匀。
4. 测量 pH 值时，应按照溶液浓度由小到大的顺序。
5. 注意保护电极。
6. 测定食醋总酸度时，需要先对食醋进行稀释。
7. 控制好滴定速度，注意滴定终点的观察和判断。

思考题

1. 解离度和解离平衡常数在反映电解质性质时有何区别与联系？不同浓度 HAc 溶液的解离度是否相同？其解离平衡常数是否相同？

2. 如果改变测定温度，则 HAc 溶液的解离度和解离平衡常数有无变化？

3. 在 NaOH 滴定 HAc 的实验中能否选用甲基红作为指示剂？若选用其作为指示剂，滴定结果是偏高还是偏低？

（吴宏伟）

实验十八　乙酰水杨酸的制备

【实验导学】　本实验为有机化合物的合成实验，将用到称量、溶解、加热、结晶、过滤、洗涤、重结晶等有机合成中的基本操作。这些操作技术请预习本书的相关内容，并参阅理论教材相关章节，预习常见的酰化反应和酰化试剂。

实验预习中请思考以下问题：

1. 制备乙酰水杨酸时，为什么要使用干燥的仪器？
2. 查阅乙酰水杨酸的溶解度特征，分析应如何对其进行重结晶纯化？
3. 减压过滤时要用到真空水泵，使用时应注意什么？
4. 为什么用三氯化铁溶液可以检查产品的纯度？
5. 根据实验原理和操作步骤，列出完成本实验所需的仪器和试剂。

实验目的

1. 掌握乙酰水杨酸的合成方法及抽滤、洗涤、重结晶等基本操作。
2. 熟悉药物制备及产物纯度的检验方法。
3. 了解酰化反应概念和重要的酰化试剂及其在有机合成和药物合成中的应用。
4. 培养科学思维，加强创新意识。

实验原理

水杨酸是2-羟基苯甲酸的俗称，人们很早就发现它具有解热、镇痛、抗炎的作用，但因其酸性较强（p*K*a=2.98），具有较强的肠胃刺激性，和较大的副作用，故不适宜于内服。但以其为原料，通过与酰化试剂反应，使水杨酸分子中酚羟基上的氢原子被乙酰基取代而生成乙酰水杨酸，在保留解热、镇痛功效外，还具有抗风湿、促进痛风患者尿酸排泄、抗血小板聚集等功效，临床上常用其预防心脑血管疾病的发生。

乙酰水杨酸的商品名叫阿司匹林（Aspirin），是一种无臭或微带酸味的白色结晶或结晶性粉末，微溶于水，易溶于乙醇、乙醚、氯仿等有机溶剂。经过一百多年的临床应用，阿司匹林现在依旧是世界上应用最广泛的解热、镇痛和抗炎药，也是作为比较和评价其他同类药物的标准制剂。

本实验是由水杨酸和乙酸酐，在少量浓硫酸催化下制备乙酰水杨酸的。其化学反应式如下：

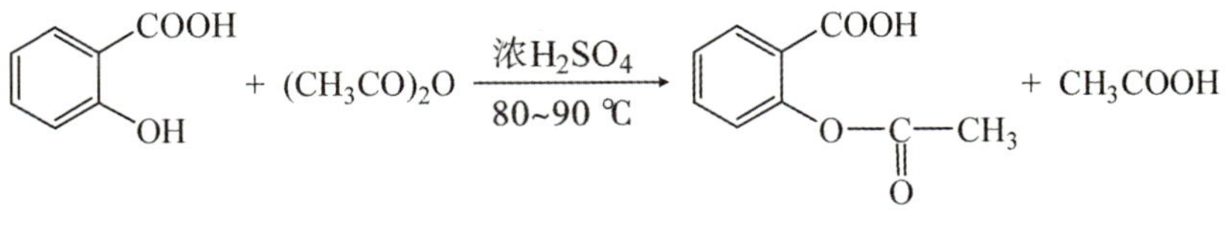

在生成乙酰水杨酸的同时，水杨酸分子间会发生缩合反应，生成少量聚合物：

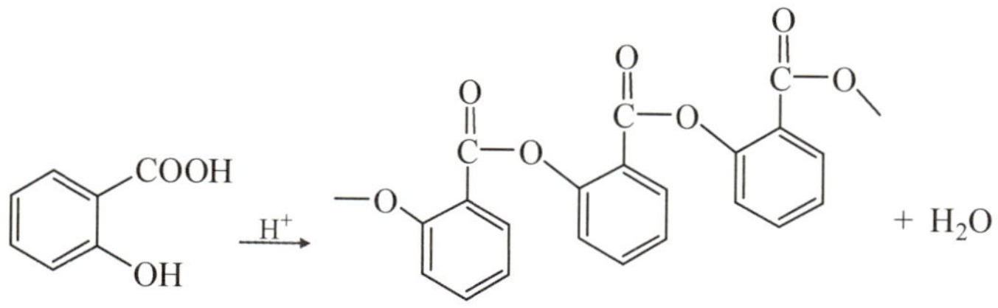

乙酰水杨酸能与碳酸氢钠反应生成水溶性钠盐，而副产物聚合物不溶于碳酸氢钠溶液，这种性质上的差别可用于乙酰水杨酸的纯化。

最终产物中可能存在的杂质是水杨酸本身，这是由于酰化反应不完全或由于产物在分离过程中发生水解造成的，它可以通过重结晶被除去。与大多数酚类化合物一样，水杨酸可以与三氯化铁形成深色配合物，乙酰水杨酸因酚羟基已被酰化，不再与三氯化铁发生显色反应，因此粗品中的残余水杨酸很容易被检出。

实验步骤

在干燥的125 mL锥形瓶中加入5 g水杨酸、10 mL乙酸酐和10滴浓硫酸，旋摇锥形瓶使水杨酸全部溶解后，在80～90 ℃水浴上加热15～20 min，边加热边旋摇。反应结束后，取出锥形瓶，充分冷却后，在搅拌下加入100 mL蒸馏水，将混合物在冷水浴中冷却使结晶完全。减压过滤，用滤液反复洗涤锥形瓶，直至所有晶体被收集到布氏漏斗中。用少量冷水洗涤结晶几次，继续抽滤，将固体尽量抽干。粗产物转移至表面皿上，在空气中风干，称重。

将粗产物转移至150 mL烧杯中，在搅拌下加入25 mL饱和碳酸氢钠溶液，加完后继续搅拌几分钟，直至无二氧化碳气泡产生为止。减压过滤，副产物聚合物被滤出，用5～10 mL水冲洗漏斗，合并滤液，倒入预先盛有4～5 mL浓HCl和10 mL水的烧杯中，搅拌均匀，即有乙酰水杨酸沉淀析出。将烧杯置于冰水浴中冷却，使晶体完全析出。减压过滤，用冷水洗涤2～3次，尽量抽干滤液。将结晶移至表面皿上。

纯度检验：干净试管中加入1 mL乙醇，然后加入1～2滴1%三氯化铁溶液，观察此时溶液颜色，取几粒制备的乙酰水杨酸粗品放入试管中，振荡溶解后观察溶液颜色是否有变化。说明了什么？

为了得到更纯的产品，可将上述结晶的一半溶于少量的乙醇中（约需2.5 mL），溶解时应在水浴上小心加热，直至固体完全溶解。向其中缓慢滴加30 mL蒸馏水至刚刚出现浑浊，静置冷却，结晶析出完全后抽滤。干燥后称重，并计算产率。

乙酰水杨酸为白色针状或片状晶体，熔点135～136 ℃。

数据记录与结果处理

粗产物乙酰水杨酸的质量是________；重结晶后乙酰水杨酸的质量是________，熔点是________，产率为________。

注意事项

1. 乙酸酐应用新蒸制的，收集139～140 ℃馏分。
2. 如果不产生结晶，可用玻璃棒摩擦锥形瓶内壁，促使其产生结晶。

3. 将粗产品溶于饱和碳酸氢钠溶液中，一定要搅拌至再无 CO_2 气体逸出，否则会因产品未完全溶解而造成较大的损失。

4. 复溶时，加热的温度不宜过高，否则将有副反应发生。

思考题

1. 制备乙酰水杨酸时，加入浓硫酸的目的是什么？

2. 乙酰水杨酸在沸水中受热时，分解而得到一种溶液，后者对三氯化铁呈阳性试验，解释原因并写出反应方程式。

3. 反应中有哪些副产物？ 如何除去？

（倪天军）

实验十九　染料甲基橙的制备

【实验导学】　本实验为有机化合物的合成实验，会用到减压过滤、重结晶以及重氮化反应、偶联反应等实验操作。此类操作技术请同学们预习本书中的相关内容，并参阅理论教材等参考书，预习重氮化反应和偶联反应。

实验预习中请思考以下问题：

1. 重氮化反应为什么要控制温度在 5 ℃以下？
2. 查阅甲基橙的溶解度特征，分析如何利用重结晶对其进行纯化。
3. 减压过滤需用到真空水泵，使用水泵时应注意哪些事项？
4. 依据实验原理和操作步骤，请列出完成本实验需要的试剂和仪器。

实验目的

1. 掌握重氮化反应和偶联反应的实验操作。
2. 了解甲基橙的合成方法。
3. 强化学生分析、解决问题的思维能力和动手能力。

实验原理

甲基橙是一种酸碱指示剂，在中性或碱性介质中呈黄色，在酸性介质中(pH 值<3.1)呈红色。

制备甲基橙一般是先将对氨基苯磺酸重氮化制成对氨基苯磺酸重氮盐，再与 *N*,*N*-二甲基苯胺的醋酸盐在弱酸性缓冲介质中偶联得到。对氨基苯磺酸是一种两性化合物，其酸性比碱性强，能形成酸性内盐，它可与碱作用生成易溶于水的钠盐而难与酸作用成盐，所以不溶于酸。但是重氮化反应又须在酸性介质中完成，因此进行重氮化反应时，首先将对氨基苯磺酸与氢氧化钠作用，变成可溶的对氨基苯磺酸钠。再在酸性条件下，使对氨基苯磺酸钠转变为对氨基苯磺酸从溶液中以细粒状沉淀析出，并立即与亚硝酸钠在酸性条件下生成的亚硝酸作用，发生重氮化反应，生成粉末状的重氮盐。该重氮盐与 *N*,*N*-二甲基苯胺发生反应，首先得到的是嫩红色的酸式甲基橙，称为酸性黄，在碱中酸性黄转变为橙黄色的钠盐，即甲基橙。反应方程式如下：

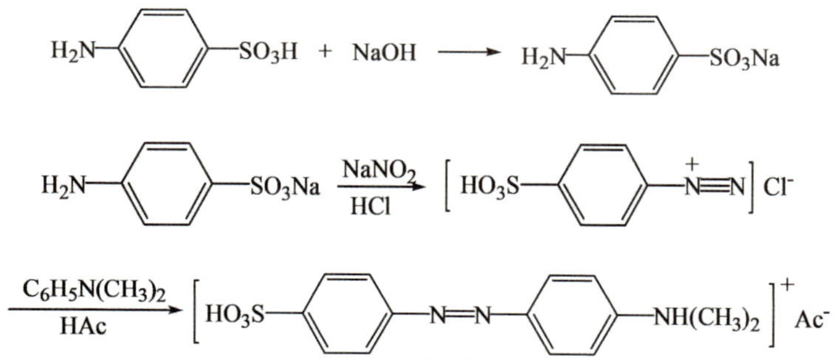

酸性黄

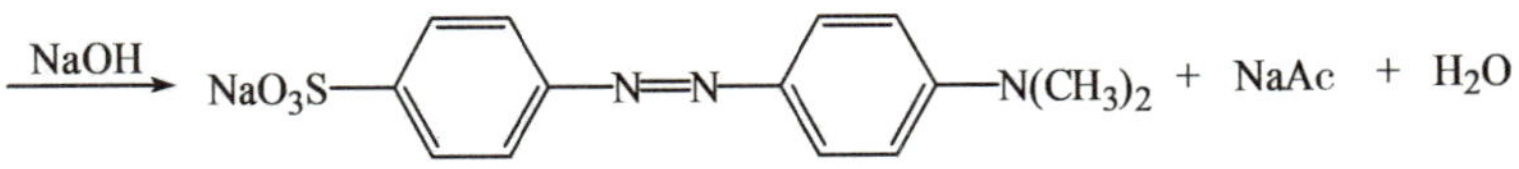

甲基橙

实验步骤

1. 重氮盐的制备　在 100 mL 烧杯中，放置 2.1 g 对氨基苯磺酸晶体及 10 mL 5% 氢氧化钠溶液，在热水浴中温热使之溶解。另将 0.8 g 亚硝酸钠溶于 6 mL 水中，加到上述烧杯中，用冰盐浴冷至 0～5 ℃。在不断搅拌下，将 3 mL 浓盐酸与 10 mL 水配成的溶液缓缓滴加到上述混合溶液中，并控制温度在 5 ℃以下。滴加完后用淀粉-碘化钾试纸检验，试纸应为蓝色。继续在冰盐浴中放置 15 min 使反应完全，可观察到白色细粒状的重氮盐析出。

2. 偶合　在一支试管中加入 1.3 mL *N*,*N*-二甲基苯胺和 1 mL 冰醋酸，振荡使之混合。在搅拌下，将此溶液缓慢加到上述冷却的重氮盐溶液中，加完后，继续搅拌 10 min，此时有红色的酸性黄沉淀，然后慢慢加入 25 mL 5% 氢氧化钠溶液，直至反应物变为橙色，这时反应液呈碱性，粗制的甲基橙呈细粒状沉淀析出。将反应物在沸水浴上加热 5 min，冷至室温后，再在冰水浴中冷却，使甲基橙晶体析出完全。抽滤，依次用少量冰水、乙醇、乙醚洗涤，压干，得粗品。

可将上述粗产品用 1% 氢氧化钠溶液进行重结晶，待结晶完全析出后，抽滤收集晶体，并依次用少量冰水、乙醇、乙醚洗涤，得到橙色的小叶片状甲基橙晶体，干燥后称质量，并计算产率。

取少量甲基橙溶解于水中，加几滴稀盐酸，然后用稀氢氧化钠溶液中和，观察溶液的颜色变化。

数据记录与结果处理

实际得到甲基橙的质量________，产率约为________。

注意事项

1. 重氮化反应过程中，一定要控制温度不高于 5 ℃。

2. 用淀粉-碘化钾试纸检验时，若试纸不显蓝色，还需补充亚硝酸钠溶液，使之稍微过量，以便使对氨基苯磺酸全转化成重氮盐。

3. 重结晶操作应迅速，否则湿的甲基橙在空气中受到光照或温度较高时易变质，颜色很快变深。

思考题

1. 什么叫偶联反应？试结合本实验讨论一下偶联反应的条件。

2. 在制备重氮盐中加入氯化亚铜会出现什么样的结果？

3. *N*,*N*-二甲基苯胺与重氮盐偶合为什么总是在氨基的对位上发生？

（耿明江）

实验二十　茶叶中咖啡因的提取

【实验导学】　本实验为天然产物活性成分的提取实验。从天然产物中提取活性成分是药物研究的重要途径，本实验通过从茶叶中提取咖啡因，来学习天然产物活性成分提取的基本方法，涉及索氏提取器、蒸馏、升华等基本操作，请实验前认真预习萃取、蒸馏、加热、干燥等操作的要点和注意事项。

实验预习中请思考以下问题：

1. 茶叶中除了含有咖啡因之外，还含有其他哪些生物碱？这些成分之间的理化性质有什么差别？如何根据这些差别选择合适的提取分离方法？
2. 浸泡提取法和索式提取法的优缺点是什么？
3. 根据实验原理和操作步骤，请列出完成本实验所需的仪器和试剂。

实验目的

1. 掌握用升华法提纯有机物的基本操作。
2. 熟悉索氏提取器的使用方法。
3. 了解从天然产物中分离提纯化合物的方法。
4. 熟悉法律知识，树立远离毒品的意识。

实验原理

茶叶本是茶树的叶子和嫩芽，泛指可用于泡饮的常绿灌木茶树的叶子，以及用这些叶子泡制的饮料。我国有悠久的饮茶历史和传承至今的饮茶文化。很多证据表明，世界上其他地方的饮茶习惯、种植茶树的技艺都是直接或间接地从我国传播过去的。

茶叶中含有多种活性成分，主要是生物碱、多糖、蛋白质、鞣质、茶多酚等，其中又以生物碱的生理性质最为显著。咖啡因是诸多生物碱中的一种，也是茶叶中含量最多的一种生物碱，占茶叶干重的1% ~5%。咖啡因在结构上属于杂环化合物嘌呤的衍生物，其化学名称为：1,3,7-三甲基嘌呤-2,6-二酮，有弱碱性，其结构如下：

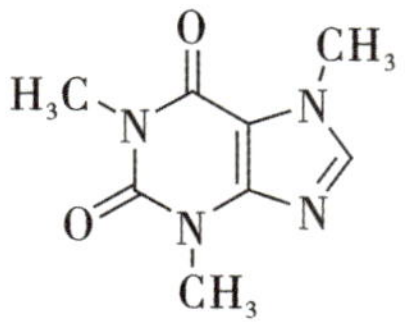

含结晶水的咖啡因是无色针状结晶，味苦，易溶于氯仿(12.5%)，可溶于水(2%)、乙醇(2%)、苯(1%)等溶剂。超过 100 ℃时咖啡因会失去结晶水，并开始升华，120 ℃时升华相当显著，178 ℃时升华现象最为明显。无水咖啡因的熔点为 234.5 ℃。

在医学上，咖啡因是一种中枢神经系统的兴奋剂，能刺激中枢神经，消除疲劳，延迟睡眠，可导致警觉提高，使人警醒，有快速而清晰的思维。但大剂量或长期摄入咖啡因也会对身体造成损伤，包括上瘾及一系列的身体和心理不良反应。因此，我国已将咖啡因认定属于一种毒品，并将其列为第二类管制“精神药品”。任何有关毒品的制造、贩卖、运输、走私等行为均构成刑事犯罪，将被追究刑事责任。

固-液萃取是从天然物（如植物）中提取天然产物常用的方法。本实验选用95%乙醇为溶剂，从茶叶中提取咖啡因，浓缩而得到粗品（其中含有其他生物碱和杂质）。再利用咖啡因易升华的性质进行提纯。

实验步骤

1. 萃取　称取茶叶粉末10 g，装入滤纸筒内，并一起放入索氏提取器中。在250 mL圆底烧瓶中加入100 mL 95%的乙醇和2粒沸石，并固定在加热套上，安装好索氏提取器，接通冷凝水，打开电源开始加热。随着回流的进行，回流下来的乙醇在提取器中会越聚越多，直至将滤纸筒浸没；当其液面稍高于虹吸管顶端时，即发生虹吸，提取器中的乙醇会全部流回到烧瓶中。当连续提取3～5次至提取器中的提取液颜色很淡时，说明被提取物已大部分被提取出来。可待回流液刚要虹吸下去时，停止加热，稍冷后拆下索氏提取器，改装成蒸馏装置。补加沸石后，加热回收提取剂乙醇，当提取液浓缩至5～10 mL左右时，趁热将浓缩液倾入蒸发皿中。

2. 升华　向盛有浓缩液的蒸发皿中加入3～5 g生石灰粉，搅拌成糊状，水蒸气浴上焙炒成粉状（不断搅拌，压粹块状物）。然后移至石棉网上小火加热，焙炒片刻，除尽水分。冷却后将沾在蒸发皿边上的粉末用滤纸擦去，以免在升华过程中污染产物。在蒸发皿上覆盖一张扎有多个针孔的滤纸，并使孔洞有毛刺的那一面朝上，再在滤纸上罩一大小合适的玻璃漏斗，漏斗颈部塞一小团疏松脱脂棉，以减少蒸气的漏失。大火加热，蒸气通过滤纸小孔上升，当漏斗内出现白烟升腾时，立即停止加热。待完全冷却后，可看到滤纸上有大量白色针状结晶。小心取出滤纸，用刮刀将上面的咖啡因结晶刮下。如果蒸发皿中的残渣仍为绿色，应将其重新搅拌，再次重复上述升华操作，至残渣为棕色。合并几次升华的咖啡因，测定其熔点。产物不纯时可再次升华。

数据记录

收集的咖啡因的熔点是________，质量是______。

注意事项

1. 滤纸筒的粗细要合适，既要能贴紧器壁又不能太粗，方便取放，否则浸提膨胀后不容易取出。同时，要注意把茶叶粉末包裹严实，茶叶末漏出后很容易堵塞虹吸管。

2. 为提高萃取效率，可将100 mL乙醇的一部分先倒入索氏提取器内，并使液面刚刚没过滤纸筒，再将剩下的乙醇倒入圆底烧瓶中。

3. 如无索氏提取器，可用圆底烧瓶进行回流抽提。即将10 g茶叶和100 mL 95%的乙醇及2粒沸石装入圆底烧瓶中，回流提取2 h。

4. 用生石灰既可以除去萃取液中的水分，还可以吸收一些杂质，如鞣质（其会与咖啡因成盐，从而影响咖啡因的升华）、色素等。

5. 如残留有水分，升华开始时会带来一些烟雾，既影响观察、污染器皿，还影响产品的纯度。

6. 温度是本升华操作成败的关键。如果温度较低，升华不易发生；如果温度太高，会使烘焙物炭化，把一些有色物带出，影响产品的纯度。同时在升华过程中不要开启漏斗。

思考题

1. 从茶叶中提取出的粗咖啡因呈绿色，为什么？
2. 索氏提取器的原理是什么？与直接用溶剂回流提取比较有何优点？
3. 为提高咖啡因的提取效率，可以采取哪些措施？

（王翠红）

实验二十一　蛋黄中卵磷脂的提取

【实验导学】　本实验为天然产物活性成分的提取分离，实验采用化学试剂从蛋黄中提取卵磷脂。请实验前认真预习理论教材中油脂和磷脂的内容并查阅相关资料。

实验预习中请思考以下问题：

1. 卵磷脂主要存在于哪些动植物组织中？
2. 卵磷脂有哪些功效？
3. 提取卵磷脂的方法有哪些？
4. 根据实验原理和步骤，请列出本实验所需的仪器和试剂。

实验目的

1. 掌握抽滤等基本操作。
2. 熟悉从蛋黄中提取卵磷脂的方法。
3. 了解卵磷脂的构成及在生理学上的应用。
4. 介绍天然产物与科学家的案例，培养学生积极向上的价值观与家国情怀。

实验原理

卵磷脂（Lecithin）又称磷脂酰胆碱，是由磷脂酸分子中的磷酸基与胆碱中的羟基酯化而成的化合物。结构式如下：

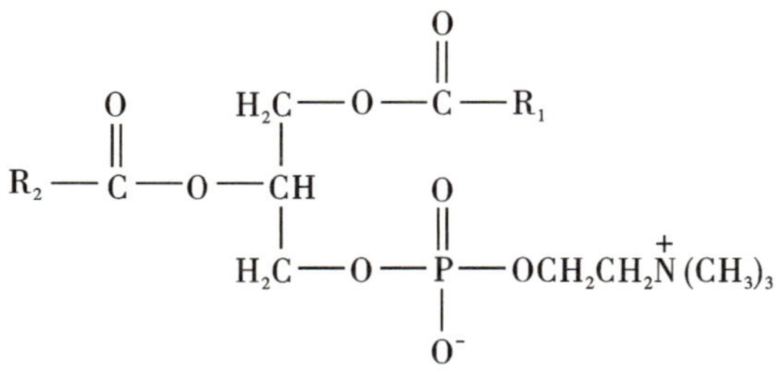

卵磷脂新鲜制品是白色蜡状物质，但由于卵磷脂分子中含有不饱和脂肪酸，所以在空气中易逐渐氧化呈黄色或棕色。天然的卵磷脂是几种不同脂肪酸的磷脂酰胆碱的混合物，相对密度为1.305，熔点为150～200 ℃，碘值为95，皂化值为196。不溶于水但在水中能溶胀，在氯化钠溶液中呈胶状悬浮液，可溶于乙醇、氯仿、乙醚、石油醚、矿物油和脂肪酸，难溶于丙酮，具有良好的乳化作用。

卵磷脂广泛存在于动植物中，在植物种子和动物的脑组织、神经组织、肝、肾上腺及红细胞中含量较高，其中蛋黄中含量较高，约占蛋黄全重的8%～10%。可根据它溶于乙醇、氯仿而不溶于丙酮的性质，从蛋黄中分离得到。

卵磷脂在碱性溶液中受热水解，最终得到甘油、脂肪酸、磷酸和胆碱，可从水解液中检查出这些组分。卵磷脂中的饱和脂肪酸通常是硬脂酸和软脂酸，不饱和脂肪酸为油酸、亚油酸、亚麻酸和花生四烯酸。

卵磷脂对脑神经系统、血液循环系统、肝等重要器官功能的保持及脂肪代谢等都具有重要作用，也是构成细胞膜的主要成分。

实验步骤

1. 卵磷脂的提取　取熟鸡蛋黄一只，于研钵中研细，先加入 10 mL 95% 乙醇研磨，再加入 10 mL 95% 乙醇充分研磨，减压过滤，布氏漏斗上的滤渣经充分挤压滤干后，移入研钵中。滤渣加 10 mL 95% 乙醇研磨，减压过滤，滤干后合并二次滤液，如浑浊可再过滤一次，将澄清滤液移入蒸发皿内。蒸发皿置于沸水浴上蒸去乙醇，得到黄色油状物。冷却后，加入 5 mL 氯仿，搅拌使油状物完全溶解。在搅拌下慢慢加入 15 mL 丙酮，即有卵磷脂析出，搅动使其尽量析出，抽滤，得固体物卵磷脂，留做下面实验。

2. 卵磷脂的水解及其组成鉴定

(1) 水解　取 1 支干燥大试管，加入提取的一半量的卵磷脂，并加入 5 mL 200 $g \cdot L^{-1}$ 氢氧化钠溶液，放入沸水浴中加热 10 min，并用玻棒加以搅拌，使卵磷脂水解，冷却后在玻璃漏斗中用棉花过滤。滤液供下面检查用。

(2) 检查　脂肪酸的检查：取棉花上沉淀少许，加 1 滴 200 $g \cdot L^{-1}$ 氢氧化钠溶液与 56 mL 水，用玻棒搅拌使其溶解，在玻璃漏斗中用棉花过滤得澄清液，以硝酸酸化后加入 100 $g \cdot L^{-1}$ 醋酸铅 2 滴，观察溶液的变化。

甘油的检查：取试管 1 支，加入 1 mL 10 $g \cdot L^{-1}$ 硫酸铜溶液，2 滴 200 $g \cdot L^{-1}$ 氢氧化钠溶液，振摇，有氢氧化铜沉淀生成，加入 1 mL 水解液振摇，观察所得结果。

胆碱的检查：取水解液 1 mL，滴加硫酸使其酸化（以石蕊试纸试之）加入 1 滴碘化铋钾溶液，有砖红色沉淀生成。

磷酸的检查：取试管 1 支，加 10 滴水解液，滴加硫酸使其酸化，5 滴钼酸铵试剂，20 滴氨基萘酚磺酸溶液，振摇后水浴加热，观察颜色的变化。

注意事项

1. 第一次减压过滤，会因醇中有细小不溶物及少许水分，而使滤液浑浊。放置后会继续有沉淀析出，将滤液合并后在原布氏漏斗（不用换滤纸）反复过滤，直至滤液澄清。

2. 黄色油状物干后，蒸发皿壁上沾的油状物一定要使其溶于氯仿中，否则可能带入杂质。

3. 搅动时，析出的卵磷脂可能会呈团状，黏附在玻棒上。

思考题

1. 从蛋黄中分离提取卵磷脂的原理是什么？

2. 卵磷脂可以皂化，从结构分析应如何解释？

3. 如何从蛋黄中提取脑磷脂？

（尚学芳）

第三章　设计性实验

学习目标

本章为设计性实验内容，共有4个实验单元。要求学生根据给定的实验条件，自行查阅相关资料，设计实验方案，完成实验目的。旨在激发学生的创新意识，培养学生运用所学知识自主解决实际问题的能力，为今后独立进行科学研究打下良好的实验基础。

实验二十二　混合碱的测定

【实验导学】　本实验为学生自主设计实验，属于滴定分析法，结合滴定分析所学的知识、实验操作，并查阅相关资料，自行设计出实验方案确定混合碱的成分及各自含量。

设计实验方案时，请思考以下问题：

1. 选择何种指示剂指示终点？滴定终点的颜色如何变化？
2. 采用双指示剂法确定滴定终点时，每个滴定终点锥形瓶中的溶液是什么成分？
3. 混合碱中各成分含量如何计算？

实验目的

1. 掌握混合碱中每个组分含量测定的原理和方法。
2. 熟悉双指示剂法确定终点的方法。
3. 培养学生分析解决问题的能力。

相关资料

混合碱是Na_2CO_3与NaOH或Na_2CO_3与$NaHCO_3$的混合物。对于混合碱的测定可采用双指示剂法指示终点，双指示剂法是根据溶液的性质，在滴定过程中分别加入两种合适的指示剂，根据每种指示剂指示终点时消耗滴定剂的体积及浓度，不仅可以确定混合物的成分，还可以定量计算出每种组分的含量。

实验要求

1. 设计实验确定混合碱的成分。
2. 测定混合碱各种成分的含量。
3. 独立完成实验设计报告，经实验老师审核通过后方可进行实验，完成实验操作。

注意事项

1. 接近终点时，要充分旋摇，防止形成 CO_2 的过饱和溶液使终点提前。
2. 两种指示剂加入的顺序及加入量。

思考题

1. 如何计算滴定终点时的 pH 值？
2. 如何根据滴定的体积，确定混合碱的成分？

（袁建梅）

实验二十三 火腿肠中亚硝酸盐的含量测定

【**实验导学**】 本实验属于紫外分光光度法设计性实验。要求根据所学的理论知识，结合相应的图书、杂志及网络信息和资源，独立完成实验方案的设计。实验设计中要用到检索文献和查阅资料的科学方法，要对检索的信息材料进行甄选与加工，实验过程中可能会用到分光光度计、吸量管、离心、抽滤等多种操作。这些操作技术请参阅本书相关内容及其他参考书籍。

实验预习中请思考以下问题：

1. 如何使样品中亚硝酸盐提取完全？
2. 如果样品中亚硝酸盐含量过高应如何处理？
3. 分光光度法测定亚硝酸盐时如何选择显色剂和蛋白质沉淀剂？
4. 分光光度法测定亚硝酸盐含量的优势有哪些？
5. 根据拟定的设计方案，请详细列出完成本次实验所有的仪器和试剂。

实验目的

1. 掌握分光光度法测定亚硝酸盐的原理和方法。
2. 熟悉食品中亚硝酸盐含量的卫生标准。
3. 了解亚硝酸盐在食品中的应用。
4. 介绍食品添加剂的优缺点，培养学生辩证唯物主义思想，使学生树立正确的人生观。

相关资料

食品安全关系到人类的健康，关系到国家的发展，是国计民生的大事。近年来，随着经济的发展和国际贸易的日益扩大，危及人类健康、生命安全的重大食品安全事件屡屡发生，如火腿肠中亚硝酸盐含量超标引起的中毒等。因此，食品中亚硝酸盐的检测显得尤为重要。

亚硝酸盐是一类无机化合物的总称，主要是指亚硝酸钠。亚硝酸钠的外观及味道与食盐相似，为白色晶体，易溶于水，广泛应用于有机合成、燃料生产和金属加工等工业，亦用作食品的发色剂和防腐剂。在肉制品中，添加亚硝酸盐可以抑制肉毒芽孢杆菌的繁殖，使肉制品呈现鲜亮的红色，并能显著地延长保质期。但当机体吸收过量亚硝酸钠以后，由于亚硝酸钠具有较强的氧化能力，能够将血红蛋白的 Fe^{2+} 氧化成 Fe^{3+}，使血红蛋白失去携氧能力，造成机体组织缺氧，引发呼吸困难、皮肤发绀、血压下降等症状，严重时会因呼吸衰竭而死亡。我国食品添加剂相关卫生标准规定，在肉制品中亚硝酸盐的使用量不得超过 $0.15\ g \cdot kg^{-1}$（以 $NaNO_2$ 计）。

实验要求

1. 首先通过查阅资料和文献，了解亚硝酸盐的相关性质，设计合理的实验方案。
2. 根据实验方案选择合适的检测方法和试剂进行实验操作步骤的设计。

3. 完成该实验的实验设计报告，报告经实验老师审核通过后方可进行实验，完成实验操作。
4. 根据标准曲线计算火腿肠中亚硝酸盐的含量。

注意事项

1. 多方面查阅相关资料和文献，优化实验方案。
2. 使用有毒和致癌试剂时注意安全。
3. 在碱性条件下对样品进行预处理。
4. 防止样品氧化。

（尚学芳）

实验二十四 扑炎痛的制备

【实验导学】 本实验属于药物合成类设计实验，要求根据所学的理论知识，结合相应的图书、杂志及网络信息和资源，独立完成实验方案的设计。实验设计中要用到检索文献和查阅资料的科学方法，要对检索的信息材料进行甄选与加工，实验过程中可能会用到无水操作、回流加热、抽滤、洗涤、重结晶等多种操作。这些操作技术请预习本书相关内容；文献检索方法和有机合成路线设计请参阅理论教材及其他参考书籍。

实验预习中请思考以下问题：

1. 酚酯的合成有哪些方法？可否直接通过酚与羧酸反应制得？
2. 将利用哪些性质对制得的扑炎痛进行分离纯化？又会用到哪些操作？
3. 阿司匹林和扑热息痛作为药物各自有哪些功效和副作用？
4. 扑炎痛为什么会兼具阿司匹林和扑热息痛的功效？还能弱化它们的毒副作用？
5. 根据拟定的设计方案，请详细列出完成本次实验所有的仪器和试剂。

实验目的

1. 熟悉查阅资料和文献解决问题的方法。
2. 了解合成有机化合物的设计方法。
3. 了解我国在药物研发领域的水平和地位。

相关资料

扑炎痛是一种新型解热镇痛消炎药，它有许多别名：贝诺酯、百乐来、苯乐来、解热安、贝诺碱等。扑炎痛化学名为2-乙酰氧基苯甲酸-4-乙酰氨基苯酯，化学结构式如下：

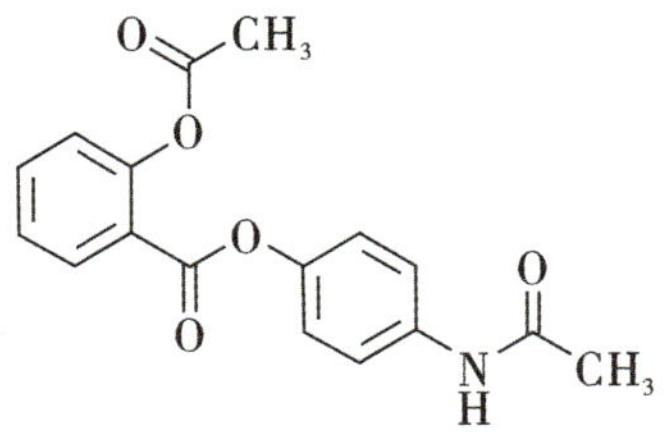

从结构上可以看出它是对乙酰氨基酚（扑热息痛）和乙酰水杨酸（阿司匹林）的酯化物。事实上它兼具扑热息痛和阿司匹林两种药物原来各自的功效，还弱化了它们的毒副作用，并具有协同的作用。它适用于类风湿性关节炎、急慢性风湿性关节炎、风湿痛，还可用于感冒发热、头痛、牙痛、神经痛及术后疼痛等病症的治疗。

纯净的扑炎痛是白色结晶性粉末，无臭无味，熔点为 174～178 ℃。它不溶于水，微溶于乙醇，易溶于丙酮和氯仿。

实验要求

1. 首先通过查阅资料和文献，了解该化合物的结构特征和相关性质，设计合成路线。
2. 根据合成路线和该化合物的结构特征，选择合适的起始原料和试剂进行实验操作步骤的设计。
3. 根据合成路线中各步反应的特点，设计合适的反应条件。
4. 完成该实验的实验设计报告，报告经实验老师审核通过后方可进行实验，完成实验操作。

注意事项

1. 查阅尽可能多的相关资料和文献，比较各合成线路的优缺点，从中选出合适可行的实验线路。
2. 熟悉合成线路中各步反应的反应条件、实际操作；对实验所需的仪器和药品应尽可能详细列出。
3. 尽可能利用实验室现有资源。

（尚学芳）

实验二十五 有机化合物的鉴定

【实验导学】 本实验属于有机化合物鉴别类的设计实验。要求根据所学的理论知识，结合相应的图书、杂志及网络资源，独立完成给定化合物的鉴别设计实验方案。实验设计中一定要对各化合物的结构十分熟悉，明确各化合物中含有哪些基团，各基团又可以与哪些试剂发生专一的反应。实验方案设计可参考理论教材或其他参考资料。

实验预习中请思考以下问题：

1. 苯及苯的同系物化学性质有哪些？哪些可作为其定性反应？
2. 醇有哪些特征反应？如何鉴别不同种类的低级醇？酚有哪些特征反应？
3. 醛、酮的化学性质有哪些？哪些反应可作为鉴别反应使用？
4. 羧酸、取代羧酸及羧酸衍生物的化学性质有哪些？当化合物中含有不同的官能团时，它们又有什么样的影响？
5. 胺类化合物有哪些化学性质？
6. 糖类化合物有哪些化学性质？哪些可用作定性鉴定？蛋白质的哪些性质可用作定性鉴定？
7. 根据拟定的设计方案，请详细列出完成本次实验所有的仪器和试剂。

实验目的

1. 熟悉查阅资料和文献解决问题的方法。
2. 熟悉各类有机化合物官能团的特征反应。
3. 学会处理复杂事物的正确方法。

相关资料

对于有机化合物来说，要确定其结构，除了元素分析、波谱技术或测定其物理常数（如熔点、沸点、折光率、比旋光度等）外，利用化学方法进行官能团分析也是非常重要的方法。官能团的定性检验是利用各有机化合物中其官能团所具有的不同特征，与某些试剂发生反应，根据反应现象（如颜色变化、沉淀生成、放出气体等），与其他化合物进行区别。因此，定性实验一定要反应迅速、现象明显，而且要对某官能团具有专一性。

鉴别一组化合物，就是通过一定的方法和手段将该组几种物质区别开来的过程。如无特别要求，可以通过测定特征物理常数来实现区分，也可通过状态、气味、颜色、溶解性、酸碱性等来进行区分。用化学方法鉴别各化合物，则是根据各化合物的特征反应，通过选用适当的试剂和操作，由反应现象把几种物质区别开来的实验探究过程。

实验要求

用化学方法鉴别下列各组物质：

1. 苯酚、苯甲酸、水杨酸、尿素、淀粉。
2. 乙醇、乙醛、丙酮、酒石酸、甲酸。
3. 氯仿、甲苯、异丙醇、异丁醇、丁醛。
4. 苯胺、乙酸乙酯、苯、苯乙酮。
5. 萘、苦味酸、草酸、葡萄糖。
6. 果糖溶液、麦芽糖溶液、蔗糖溶液、鸡蛋清溶液。

独立完成实验设计报告，经实验老师审核通过后方可进行实验，完成实验操作。

注意事项

1. 鉴别物质时，一般是取出少量样品进行实验，切不可将原物质污染。
2. 对于固体样品可先取少量做溶解性质实验，然后再进行其他性质实验；液体样品可用滴管吸取少量进行实验，而不需要稀释。
3. 实验中要节约试剂，切莫随意浪费。

（耿明江）

附　录

附录一　常用酸碱的密度、含量和浓度

试剂名称	密度/(g·mL^{-1})	含量/%	浓度/(mol·L^{-1})
盐酸	1.18～1.19	36～38	11.6～12.4
硝酸	1.39～1.40	65.0～68.0	14.4～15.2
硫酸	1.83～1.84	95～98	17.8～18.4
磷酸	1.69	85	14.6
高氯酸	1.68	70.0～72.0	11.7～12.0
冰醋酸	1.05	99.0～99.8	17.4
氢氟酸	1.13	40	22.5
氢溴酸	1.49	47.0	8.6
氨水	0.88～0.90	25.0～28.0	13.3～14.8

附录二　元素的原子量

元素	符号	原子量	元素	符号	原子量	元素	符号	原子量
银	Ag	107.868 2	铪	Hf	178.49	铷	Rb	85.467 8
铝	Al	26.981 54	汞	Hg	200.59	铼	Re	186.207
氩	Ar	39.948	钬	Ho	164.930 3	铑	Rh	102.905 5
砷	As	74.921 6	碘	I	126.904 5	钌	Ru	101.07
金	Au	196.966 5	铟	In	114.818	硫	S	32.065
硼	B	10.81	铱	Ir	192.217	锑	Sb	121.760
钡	Ba	137.33	钾	K	39.098 3	钪	Sc	44.955 9
铍	Be	9.012 18	氪	Kr	83.798	硒	Se	78.96
铋	Bi	208.980 4	镧	La	138.905 5	硅	Si	28.085 5
溴	Br	79.904	锂	Li	6.941	钐	Sm	150.36
碳	C	12.011	镥	Lu	174.967	锡	Sn	118.710
钙	Ca	40.078	镁	Mg	24.305	锶	Sr	87.62
镉	Cd	112.411	锰	Mn	54.938 0	钽	Ta	180.947 9
铈	Ce	140.116	钼	Mo	95.94	铽	Tb	158.925 4
氯	Cl	35.453	氮	N	14.006 7	碲	Te	127.60

续表

元素	符号	原子量	元素	符号	原子量	元素	符号	原子量
钴	Co	58.933 2	钠	Na	22.989 77	钍	Th	232.038 1
铬	Cr	51.996	铌	Nb	92.906 4	铥	Tm	168.934 2
铯	Cs	132.905 4	钕	Nd	144.24	钛	Ti	47.88
铜	Cu	63.546	氖	Ne	20.179 7	铊	Tl	204.383
镝	Dy	162.50	镍	Ni	58.693	铀	U	238.028 9
铒	Er	167.26	镎	Np	237.048 2	钒	V	50.941 5
铕	Eu	151.96	氧	O	15.999 4	钨	W	183.85
氟	F	18.998 403	锇	Os	190.23	氙	Xe	131.29
铁	Fe	55.847	磷	P	30.973 76	钇	Y	88.905 9
镓	Ga	69.723	铅	Pb	207.2	镱	Yb	173.04
钆	Gd	157.25	钯	Pd	106.42	锌	Zn	65.38
锗	Ge	72.64	镨	Pr	140.907 7	锆	Zr	91.22
氢	H	1.00794	铂	Pt	195.08			
氦	He	4.002 60	镭	Ra	226.025 4			

附录三 常用酸碱指示剂

名 称	变色范围（pH 值）	颜色变化	配 制 方 法
0.1% 百里酚蓝	1.2～2.8	红～黄	0.1 g 百里酚蓝溶于 20 mL 乙醇中，加水至 100 mL
0.1% 甲基橙	3.1～4.4	红～黄	0.1 g 甲基橙溶于 100 mL 热水中
0.1% 溴酚蓝	3.0～4.6	黄～紫蓝	0.1 g 溴酚蓝溶于 20 mL 乙醇中，加水至 100 mL
0.1% 溴甲酚绿	4.0～5.4	黄～蓝	0.1 g 溴甲酚绿溶于 20 mL 乙醇中，加水至 100 mL
0.1% 甲基红	4.8～6.2	红～黄	0.1 g 甲基红溶于 60 mL 乙醇中，加水至 100 mL
0.1% 溴百里酚蓝	6.0～7.6	黄～蓝	0.1 g 溴百里酚蓝溶于 20 mL 乙醇中，加水至 100 mL
0.1% 中性红	6.8～8.0	红～黄橙	0.1 g 中性红溶于 60 mL 乙醇中，加水至 100 mL
0.1% 酚红	6.7～8.4	黄～红	0.1 g 酚红溶于 20 mL 乙醇中，加水至 100 mL
0.2% 酚酞	8.0～9.6	无～红	0.2 g 酚酞溶于 90 mL 乙醇中，加水至 100 mL
0.1% 百里酚蓝	8.0～9.6	黄～蓝	0.1 g 百里酚蓝溶于 20 mL 乙醇中，加水至 100 mL
0.1% 百里酚酞	9.4～10.6	无～蓝	0.1 g 百里酚酞溶于 90 mL 乙醇中，加水至 100 mL
0.1% 茜素黄	10.1～12.1	黄～紫	0.1 g 茜素黄溶于 100 mL 水中

附录四 常用缓冲溶液的配制方法

缓冲溶液组成	pK_a	25 ℃时 pH 值	缓冲溶液配制方法
氨基乙酸-HCl	2.35 (pK_{a_1})	2.3	取氨基乙酸 150 g 溶于 500 mL 水中加浓 HCl 80 mL,水稀释至 1 L
枸橼酸-Na_2HPO_4		2.5	取 $Na_2HPO_4 \cdot 12H_2O$ 113 g 溶于 200 mL 水后,加枸橼酸 387 g,溶解,过滤后,稀释至 1 L
一氯乙酸-NaOH	2.86	2.8	取 200 g 一氯乙酸溶于 200 mL 水中,加 NaOH 40 g 溶解后,稀释至 1 L
邻苯二甲酸氢钾-HCl	2.95 (pK_{a_1})	2.9	取 500 mg 邻苯二甲酸氢钾溶于 500 mL 水中,加浓 HCl 80 mL 稀释至 1 L
甲酸-NaOH	3.76	3.7	取 95 g 甲酸和 NaOH 40 g 于 500 mL 水中,溶解,稀释至 1 L
NH_4Ac-HAc	4.76	4.5	取 NH_4Ac 77 g 溶于 200 mL 水中,加冰醋酸 59 mL,稀释至 1 L
NaAc-HAc	4.76	4.7	取无水 NaAc 83 g 溶于水中,加冰醋酸 60 mL,稀释至 1 L
NaAc-HAc	4.76	5.0	取无水 NaAc 160 g 溶于水中,加冰醋酸 60 mL,稀释至 1 L
NH_4Ac-HAc	4.76	5.0	取 NH_4Ac 250 g 溶于水中,加冰醋酸 25 mL,稀释至 1 L
六甲撑基四胺-HCl	5.15	5.4	取六甲撑基四胺 40 g 溶于 200 mL 水中,加浓 HCl 10 mL,稀释至 1 L
NH_4Ac-HAc	4.76	6.0	取无水 NH_4Ac 600 g 溶于水中,加冰醋酸 20 mL,稀释至 1 L
磷酸盐缓冲液	7.21	6.8	取 0.2 $mol \cdot L^{-1}$ 磷酸二氢钾溶液 250 mL,加 0.2 $mol \cdot L^{-1}$ 氢氧化钠溶液 118 mL,用水稀释至 1 L
磷酸盐缓冲液	7.21	7.0	取磷酸二氢钾 0.68 g,加 0.1 $mol \cdot L^{-1}$ 氢氧化钠溶液 29.1 mL,用水稀释至 100 mL
磷酸盐缓冲液	7.21	7.4	取磷酸二氢钾 1.36 g, 加 0.1 $mol \cdot L^{-1}$ 氢氧化钠溶液 79 mL,用水稀释至 200 mL
磷酸盐缓冲液	7.21	7.6	取磷酸二氢钾 27.22 g,加水使溶解成 1 L,取 50 mL,加 0.2 $mol \cdot L^{-1}$ 氢氧化钠溶液 42.4 mL,再加水稀释至 200 mL
NaAc-H_3PO_4		8.0	取无水 NaAc 50 g 和 $H_3PO_4 \cdot 12H_2O$ 50 g,溶于水中,稀释至 1 L
Tris-HCl (三羟甲基氨甲烷)	8.21	8.2	取 25 g Tris 试剂溶于水中,加浓 HCl 8 mL,稀释至 1 L
NH_3-NH_4Cl	9.26	9.2	取 NH_4Cl 54 g 溶于水中,加浓氨水 63 mL,稀释至 1 L
NH_3-NH_4Cl	9.26	9.5	取 NH_4Cl 54 g 溶于水中,加浓氨水 126 mL,稀释至 1 L
NH_3-NH_4Cl	9.26	10.0	取 NH_4Cl 54 g 溶于水中,加浓氨水 350 mL,稀释至 1 L

注:①缓冲溶液配制后可用 pH 值试纸检查。如 pH 值不对,可用共轭酸或碱调节。pH 值欲调节精确时,可用 pH 计调节。

②若需增加或减少缓冲溶液的缓冲容量时,可相应增加或减少共轭酸碱对物质的量,再调节之。

附录五 pH 值标准缓冲溶液的配制方法

pH 基准试剂		干燥条件	配制		pH 标准值
名称	化学式	t/℃	浓度/($mol\cdot L^{-1}$)	方法	(25 ℃)
草酸三氢钾	$KH_3(C_2O_4)_2\cdot 2H_2O$	57 ± 2，烘 4 ~ 5 h	0.05	12.61 g $KH_3(C_2O_4)_2\cdot 2H_2O$ 溶于水后，转入 1 L 容量瓶中，稀释至刻度，摇匀	1.68±0.01
酒石酸氢钾	$KHC_4H_4O_5$		饱和溶液	过量的酒石酸氢钾（大于 6.4 $g\cdot L^{-1}$）和水，控制温度在 23 ~ 27 ℃，激烈振摇 20 ~ 30 min	3.56±0.01
邻苯二甲酸氢钾	$KHC_8H_4O_4$	105±5，烘 2 h	0.05	称取 10.12 g $KHC_8H_4O_4$，用水溶解后转入 1 L 容量瓶中，稀释至刻度，摇匀	4.00±0.01
磷酸氢二钠-磷酸二氢钾	Na_2HPO_4-KH_2PO_4	110 ~ 120，烘 2 ~ 3 h	0.025 0.025	称取 3.533 g Na_2HPO_4、3.387 g KH_2PO_4，用水溶解后转入 1 L 容量瓶中，稀释至刻度，摇匀	6.86±0.01
四硼酸钠	$Na_2B_4O_7\cdot 10H_2O$	在氯化钠和蔗糖饱和溶液中干燥至恒重	0.01	3.80 g $Na_2B_4O_7\cdot 10H_2O$ 溶于水后，转入 1 L 容量瓶中，稀释至刻度，摇匀	9.18±0.01
氢氧化钙	$Ca(OH)_2$		饱和溶液	过量 $Ca(OH)_2$（大于 2 $g\cdot L^{-1}$）和水，控制温度在 23 ~ 27 ℃，剧烈振摇 20 ~ 30 min	12.46±0.01

注：①标准缓冲溶液的 pH 值随温度而变化。

②配制标准缓冲溶液时，所用纯水的电导率应小于 1.5 $\mu s\cdot cm^{-1}$，配制最后两份碱性溶液时，所用纯水要预先煮沸 15 min，以除去溶解的二氧化碳。

③缓冲溶液可保存 2 ~ 3 个月，若发现有浑浊、沉淀或发霉现象时，则不能再用。

附录六 不同温度下标准缓冲溶液的pH值

t/℃	0.05 mol·L^{-1} 草酸三氢钾	饱和 酒石酸氢钾	0.05 mol·L^{-1} 邻苯二甲酸氢钾	0.05 mol·L^{-1} 磷酸二氢钾和磷酸氢二钠	0.05 mol·L^{-1} 四硼酸钠
0	1.67	—	4.01	6.98	9.40
5	1.67	—	4.01	6.95	9.39
10	1.67	—	4.00	6.92	9.33
15	1.67	—	4.00	6.90	9.27
20	1.68	—	4.00	6.88	9.22
25	1.69	3.56	4.01	6.86	9.18
30	1.69	3.55	4.01	6.84	9.14
35	1.69	3.55	4.02	6.84	9.10
40	1.70	3.54	4.03	6.84	9.07
45	1.70	3.55	4.04	6.83	9.04
50	1.71	3.55	4.06	6.83	9.01
55	1.72	3.56	4.08	6.84	8.99
60	1.73	3.57	4.10	6.84	8.96

附录七 常用有机溶剂的沸点及密度

试剂名称	沸点/℃	相对密度 d_4^{20}	试剂名称	沸点/℃	相对密度 d_4^{20}
甲醇	64.96	0.791 4	二硫化碳	46.25	1.262 1
乙醇	78.5	0.789 3	环已烷	80.74	0.778 6
正丙醇	97.4	0.803 5	三氯甲烷	61.7	1.483 2
正丁醇	117.2	0.809 8	四氯化碳	76.54	1.594 0
丁-2-醇	99.5	0.806 3	苯	80.1	0.876 5
环已醇	161.1	0.962 4	甲苯	110.63	0.866 9
丙酮	56.2	0.789 9	混二甲苯	140	-
乙醚	34.51	0.713 8	硝基苯	210.8	1.203 7
乙酸乙酯	77.06	0.900 3	二甲亚砜	189	1.095 4
四氢呋喃	67.1	0.889 1	吡啶	115.5	0.981 9
二氧六环	101.1	1.033 7	乙腈	81.6	0.785 7

附录八 常用试剂的配制方法

(一)饱和亚硫酸氢钠溶液的配制

在100 mL 40 g·L^{-1}的亚硫酸氢钠溶液中,加入25 mL不含醛的无水乙醇。

混合后,如有少量的亚硫酸氢钠结晶析出,必须滤去,或倾泻上层清液,此溶液不稳定,容易被氧化和分解。因此,不能保存很久,实验前新配制为宜。

(二)2,4-二硝基苯肼试剂

取2,4-二硝基苯肼3 g,溶于15 mL浓硫酸,将此酸性溶液慢慢加入70 mL体积分数为95%的乙醇中,再加蒸馏水稀释到100 mL,过滤。取滤液保存于棕色试剂瓶中。

(三)Fehling 试剂

Fehling试剂A:溶解3.5 g硫酸铜晶体($CuSO_4·5H_2O$)于100 mL水中,浑浊时过滤。

Fehling试剂B:溶解酒石酸钾钠晶体17 g于15~20 mL热水中,加入20 mL 20 g·L^{-1}的氢氧化钠溶液,稀释至100 mL。

此两种溶液要分别贮藏,使用时才取等量试剂A及试剂B混合。由于氢氧化铜是沉淀,不易与样品作用,有酒石酸钾钠存在时氢氧化铜沉淀溶解,形成深蓝色的溶液。

(四)Schiff 试剂

配制方法有3种。

方法一:将0.2 g对品红盐酸盐溶于100 mL新制的冷却饱和二氧化硫溶液中,放置数小时,直至溶液无色或淡黄色,再用蒸馏水稀释至200 mL,存在玻璃瓶中,塞紧瓶口,以免二氧化硫逸散。

方法二:溶解0.5 g对品红盐酸盐于100 mL热水中,冷却后通入二氧化硫达饱和,至粉红色消失,加入0.5 g活性炭,振荡,过滤,再用蒸馏水稀释至500 mL。

方法三:溶解0.2 g对品红盐酸盐于100 mL热水中,冷却后,加入2 g亚硫酸氢钠和2 mL浓盐酸,最后用蒸馏水稀释到200 mL。

品红溶液原系粉红色,被二氧化硫饱和后变成无色的Schiff试剂。醛类与Schiff试剂作用后,反应液呈紫红色。

酮类通常不与Schiff试剂作用,但是某些酮类(如丙酮等)能与二氧化硫作用,故当它与Schiff试剂接触后能使试剂脱去亚硫酸,此时反应液就出现品红的粉红色。

(五)Lucas 试剂

将340 g无水氯化锌置于蒸发皿中,加热使其熔融,稍冷后在干燥器中冷至室温。取出研碎,在不断搅拌下加入230 mL浓盐酸,动作要快,防止氯化锌吸潮及盐酸挥发。溶解时有大量氯化氢气体和热量放出,最好在通风橱中操作。配好溶液后,尽快装入干燥的瓶中备用。

(六)Tollens 试剂

加20 mL 5 g·L^{-1}的硝酸银溶液于一干净试管内,加入1滴10 g·L^{-1}的氢氧化钠溶液,然后滴加2 mol·L^{-1}氨水,随摇,直至沉淀刚好溶解。

配制Tollens试剂时应防止加入过量的氨水,否则,将生成雷酸银(Ag—O—C≡N),受热后将引起爆炸,试剂本身还将失去灵敏性。

Tollens试剂久置后将析出黑色的氮化银(Ag_3N)沉淀,它受振动时分解,发生猛烈爆炸,有时潮湿的氮化银也能引起爆炸,因此Tollens试剂必须现用现配。

(七)Benedict 试剂

在 400 mL 烧杯中溶解 20 g 柠檬酸钠和 11.5 g 无水碳酸钠于 100 mL 热水中。在不断搅拌下把含 2 g 硫酸铜结晶的 20 mL 水溶液慢慢地加到此柠檬酸钠和碳酸钠溶液中。此混合液应十分清澈。否则,需过滤。Benedict 试剂在放置时不易变质,亦不必像 Fehling 试剂那样配成 A、B 液,分别保存,所以比 Fehling 试剂使用更方便。

(八)Seliwanoff 试剂

溶 0.05 g 间苯二酚于 50 mL 浓盐酸中,然后用蒸馏水稀释至 100 mL。

(九)盐酸苯肼试剂

溶 5 g 盐酸苯肼于 500 mL 蒸馏水中,如不完全溶解,可稍加热。冷却后加入 90 g $CH_3COONa \cdot 3H_2O$,振摇使其溶解,加少量活性炭脱色,振摇过滤即得。

(十)铬黑 T 指示剂

取铬黑 T 0.1 g,加氯化钠 10 g,研磨均匀,即得。

(十一)淀粉指示液

取可溶性淀粉 0.5 g,加蒸馏水 5 mL 搅匀后,缓缓倾入 100 mL 沸水中,随加随搅拌,继续煮沸 2 min,放冷,倾取上层清液,即得。本液应临用新制。

(十二)碘化钾淀粉指示液

取碘化钾 0.2 g,加新制的淀粉指示液 100 mL 使溶解,即得。

(十三)饱和溴水

溶解 15 g KBr 于 100 mL 蒸馏水中,加入 10 g 溴,振荡即成。

(耿明江)

参考文献

[1]浙江大学普通化学教研组. 普通化学[M]. 6版. 北京:高等教育出版社,2011.

[2]陆阳,刘俊义. 有机化学[M]. 8版. 北京:人民卫生出版社,2013.

[3]魏祖期,李雪华. 基础化学实验(中英对照版)[M]. 3版. 北京:人民卫生出版社,2015.

[4]董丽. 医用化学实验[M]. 郑州:郑州大学出版社,2014.

[5]马丽英,姜吉刚. 医用化学实验[M]. 2版. 北京:科学出版社,2020.

[6]湖南大学化学化工学院. 基础化学实验[M]. 3版. 北京:科学出版社,2020.

[7]龙盛京. 有机化学实验[M]. 2版. 北京:人民卫生出版社,2015.